WESTEND

ALBERT JAKOB

Schmerz, wir müssen reden!

Was dein Rücken dir sagen will

WESTEND

Mehr über unsere Autoren und Bücher:
www.westendverlag.de

Die Deutsche Nationalbibliothek verzeichnet diese Publikation in der Deutschen Nationalbibliografie; detaillierte bibliografische Daten sind im Internet über http://dnb.d-nb.de abrufbar.

FSC
www.fsc.org
MIX
Papier | Fördert gute Waldnutzung
FSC® C014889

ISBN: 978-3-98791-351-8
1. Auflage 2026

Umschlaggestaltung: Buchgut, Berlin
Satz: Publikations Atelier, Weiterstadt
Illustrationen: Anke Sebening
Druck und Bindung: Friedrich Pustet GmbH & Co. KG, Gutenbergstraße 8, 93051 Regensburg
Printed in Germany

Inhalt

Der Traum vom schmerzfreien Leben

Wie alles begann – ein Koffer, der mein Leben prägte

Mit 16 Jahren saß ich vor dem Fernseher, die Augen gebannt auf den Bildschirm gerichtet. Es lief ein Fußball-Länderspiel, aber ehrlich gesagt, die Jungs mit den Ballkünsten waren mir ziemlich egal. Mein Fokus lag woanders – auf einem Mann mit einem roten Adidas-Koffer. Jedes Mal, wenn ein Spieler schmerzverzerrt zu Boden ging oder sich das Knie hielt, sprintete er aufs Feld wie ein Superheld ohne Cape. Blitzschnell beugte er sich über den Verletzten, seine Hände zupackend, wissend, fast magisch. Es war wie ein gut choreografierter Tanz: Seine Griffe, die so selbstverständlich wirkten, lösten nicht nur Schmerzen, sondern brachten auch das Spiel wieder in Fluss. Ich saß da, staunte – und wusste: Das will ich auch!

Also landete ich in der Physiotherapie – neugierig wie ein Spürhund und mit dem Glück, von echten Koryphäen lernen zu dürfen. Am 3. Mai 1991 war es dann so weit: Ich schnitt das Eröffnungsband meiner ersten Praxis im Bundesleistungszentrum Füssen durch. Zack – mitten rein in die Sportmedizin, Seite an Seite mit Eishockey-Cracks und Curling-Strategen. Was für ein Volltreffer!

Ein paar Jahre später wurde es dann richtig groß: Füssen reha – über 600 Quadratmeter Spielwiese für Muskeln, Gelenke und Bandscheiben. Sogar ein eigenes Wirbelsäulenanalysezentrum stand bereit, quasi die Hightech-Lupe für den Rücken. Dort durfte ich mich 25 Jahre lang austoben, bevor das nächste Abenteuer rief: Ich zog mit meiner Familie nach München und eröffnete dort meine aktuelle Praxis – und weiter ging's!

Nach fünfzehn Weltmeisterschaften, drei Olympiaden, unzähligen Cups und einem Wechsel vom Fußball zum Eishockey kann ich sagen: Mein Traum, der coole Typ mit dem Koffer zu werden, hat sich erfüllt. Meiner ist zwar nicht knallrot, aber er erfüllt denselben Zweck. Ob auf dem Spielfeld, in der Schwimmhalle oder in meiner eigenen Praxis – ich darf Menschen helfen, sich von Schmerzen zu befreien, und ich liebe jede Sekunde davon. Dafür bin ich unendlich dankbar.

Eine Vision, die nicht stillsteht

Aber ich wollte immer mehr. Schon vor fast 20 Jahren mit der Eröffnung meiner eigenen Praxis kam mir eine Idee: Warum nicht Therapeuten, Allgemeinmediziner, Fachärzte und andere Heilberufe zusammenbringen? In Workshops begann ich, diese Experten an einen Tisch zu holen – nicht, um Kaffee zu trinken, sondern um besser miteinander zu kommunizieren. Denn wenn sie zu wenig oder falsch miteinander reden, leidet am Ende der Patient. Mein Traum war ein Netzwerk, das Hand in Hand arbeitet. Die Resonanz war riesig, aber ich spürte auch, wie schwer sich manche Veränderungen umsetzen lassen. Jetzt, wo ich mehr Zeit habe, will ich mich dieser Herausforderung erneut stellen.

Denn meine Vision bleibt klar: Ganzheitlichkeit. Meine umfassende Herangehensweise, die den Menschen in seiner Gesamtheit in den Mittelpunkt stellt, vermittle ich Tag für Tag in meiner Praxis als Physiotherapeut und Osteopath. Immer wieder werde ich bei meinen Ausbildungen und Workshops danach gefragt. Ich sehe den Bedarf – er hat nicht abgenommen, sondern er wächst. Und ich halte den ganzheitlichen Ansatz nach wie vor für den einzig richtigen und wirkungsvollen.

Ich bin kein Arzt, sondern Physiotherapeut, und im Zweifelsfall kann dieses Buch nicht den Besuch beim Mediziner ersetzen. Es kann Ihnen aber helfen, aufmerksam Ihren eigenen Körper zu beobachten. Gesundheit ist nicht nur das Fehlen von Schmerzen, sondern ein Zusammenspiel vieler Faktoren, die wir beeinflussen können, wenn wir sie verstehen. Diese Vision fließt in meine Arbeit ein, und ich merke, wie sehr sich Menschen danach sehnen, ihren Körper zu verstehen – und selbst aktiv zu werden.

Warum dieses Buch?

Ich habe in über 40 Jahren gelernt, dass der Körper faszinierend komplex ist. Aufgrund meiner Ausbildung und Erfahrung konzentriere ich mich auf den orthopädischen Bereich. Insbesondere im Spitzensport habe ich gelernt, welch eindrucksvolle Auswirkungen bereits kleine Veränderungen im Bewegungsapparat haben können. Ein winziger Dreh, eine minimale Entlastung – und plötzlich ändert sich die gesamte Körperstatik. Dieses Wissen möchte ich mit Ihnen teilen, denn es gehört nicht nur in den Leistungssport, sondern auch in den Alltag.

Dieses Buch richtet sich an alle, die neugierig auf ihren eigenen Körper sind – sei es, weil sie selbst Schmerzen haben oder weil sie einfach mehr wissen wollen. Es soll Ihnen helfen, die richtigen Fragen zu stellen, wenn Sie beim Arzt oder Physiotherapeuten sitzen. Statt die Nebenrolle in Ihrem eigenen Heilungsprozess zu spielen, können Sie die Hauptrolle übernehmen. Weil viele Menschen dabei Unterstützung gut gebrauchen können, plädiere ich für die Einführung eines neuen Berufsbildes: den Medical Coach, der sich auskennt, den Patienten begleitet, wirklich zuhört, die richtigen Fragen stellt, erklärt und vermittelt. Dieser Medical Coach könnte vielen Menschen ihren Weg zur Schmerzfreiheit enorm erleichtern und eine wesentliche Brückenfunktion in unserem Gesundheitssystem einnehmen.

Und ja, ich habe dabei besonders die Millionen Menschen im Blick, die unter Rückenschmerzen leiden. Diejenigen, die von einem Experten zum nächsten geschickt werden und irgendwann aufgeben. Für sie schreibe ich dieses Buch. Ich verspreche keine Wunder, aber ich biete Ihnen Werkzeuge, um Ihren Weg zu gehen – Schritt für Schritt, wie ein Pilger auf dem Jakobsweg.

Ihr persönlicher Jakobsweg – gemeinsam ans Ziel

Traditionell wird der Jakobsweg nach Santiago de Compostela alleine gegangen – eine persönliche Reise, die viele Menschen für sich selbst antreten. Aber warum nicht auch hier ein bisschen anders denken? In Bezug auf unser Thema lade ich Sie ein, Ihren persönlichen Jakobsweg zu einem schmerzbefreiten Leben gemeinsam mit mir zu gehen. Denn zu zweit oder in einer Gemeinschaft ist der Weg oft leichter, und zudem ist der Austausch bereichernd.

Mit diesem Buch möchte ich nicht nur die großen Stolpersteine unseres Gesundheitssystems aufdecken, die den Weg erschweren können. Vielmehr möchte ich dazu anregen, dass Patienten, Ärzte und Therapeuten ihren gesunden Menschenverstand aktiv einsetzen. Schauen wir doch mal über den Tellerrand hinaus und werfen einen Blick auf das große Ganze! Ich möchte Ihnen praktische Wege zeigen, wie Sie sich im verwirrenden Therapie-Dschungel zurechtfinden können. Denn jeder Mensch sollte zumindest ein grobes Verständnis davon haben, wie sein eigener Körper funktioniert – und vor allem auch davon, wie wichtig Bewegung für unsere Gesundheit ist.

Mein Ziel ist es, aus dem einsamen Patienten einen selbstbewussten Mitgestalter zu machen – jemanden, der nicht nur zuhört, sondern mitdenkt, mitentscheidet und aktiv an seiner eigenen Gesundheit arbeitet. Und vor allem jemanden, der sich in einem Gesundheitssystem aufgehoben fühlt, in dem all das möglich ist.

Was Sie erwartet

Hier geht es nicht um medizinisches Fachchinesisch. Ich möchte die komplexen Zusammenhänge im menschlichen Bewegungsapparat einfach erklären – so, dass Sie verstehen, was in Ihrem Körper passiert. Es gibt keine Zauberformeln und auch kein Geheimrezept für spontane Heilung. Aber ich glaube fest daran, dass Sie mit dem richtigen Wissen und kleinen Veränderungen in Bewegung kommen können – hin zu einem schmerzfreieren Leben.

Noch eine kurze Anmerkung zur sprachlichen Gestaltung: Aus Gründen der Lesbarkeit und Einfachheit habe ich in diesem Buch bei Begriffen wie »Arzt«, »Patient« und so weiter die männliche Form gewählt. Natürlich sind immer alle Geschlechter gemeint.

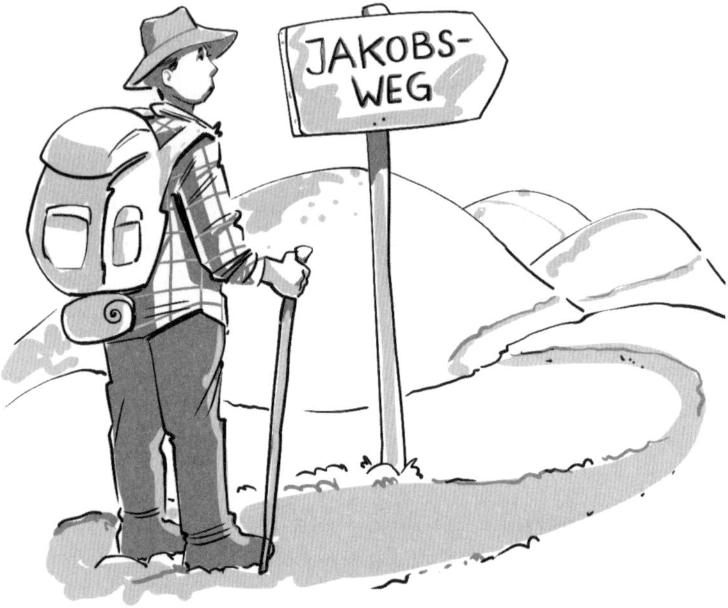

Besuchen Sie auch https://albertjakob.de/ und hören Sie gern in den Podcast *Auf dem neuen JAKOBsweg – Vom einsamen zum selbstbestimmten Patienten* rein.

Wissen to go: Warum der Jakobsweg? Ein paar Parallelen

Wussten Sie, dass der Jakobsweg kein einzelner Weg ist, sondern ein ganzes Netz von Routen, die alle zum gleichen Ziel führen? Vom Norden Europas aus gibt es viele Wege, die an die französisch-spanische Grenze führen, wo der wohl bekannteste Jakobsweg beginnt: der Camino Francés. Dieser rund 800 Kilometer lange Weg startet im französischen St.-Jean-Pied-de-Port, am Fuße der Pyrenäen, und führt nach Santiago de Compostela in Galicien – dem Ort, an dem das Grab des Apostels Jakobus (oder »Santiago«, wie er auf Spanisch genannt wird) vermutet wird.

So wie es viele Wege zum Jakobsweg gibt, gibt es auch viele Wege zu einem schmerzfreien Leben. Es gibt nicht die eine »Wunderlösung«, sondern der Schlüssel zum Erfolg liegt in einer individuell angepassten Kombination aus verschiedenen Behandlungsansätzen. Jeder Körper ist einzigartig, und genauso einzigartig muss auch der Weg zur Heilung sein.

Der Camino Francés war im Mittelalter eine wichtige Verkehrsroute in Nordspanien, die Königsstädte wie Jaca, Pamplona und León miteinander verband. Diese Route gibt es in ihrer heutigen Form bereits seit dem 11. Jahrhundert. Je nachdem, wie schnell ein Pilger unterwegs ist, dauert der Weg zwischen vier und sechs Wochen.

So wie ein Pilger auf dem Jakobsweg seine eigene Geschwindigkeit findet, heilt auch Ihr Körper in seinem ganz eigenen Tempo. Jeder Schmerz, jede Person und jeder Heilungsprozess sind unterschiedlich. Finden Sie Ihr individuelles Tempo und hören Sie auf sich!

Übrigens gibt es sogar einen Jakobsweg unter Wasser! In der Nähe der Stadt Finisterre in Spanien führt ein »Unterwasser-Jakobsweg« ins Meer. Früher ritten oder schwammen Pilger, um sich zu reinigen oder symbolisch loszulassen. Vielleicht sollten Sie öfter mal den Blick über den Tellerrand wagen und neue Wege ausprobieren – wie zum Beispiel eine Runde schwimmen gehen!

Und hier kommt das Beste: Man muss kein Hochleistungssportler sein, um den Jakobsweg zu meistern. Menschen aller Altersgruppen und Fitnesslevels haben es geschafft – selbst eine 90-Jährige hat den Weg bewältigt, und auch Hunde sind schon »gepilgert«!

Älter werden heißt nicht, sich mit Schmerzen abzufinden. Natürlich verändert sich der Körper im Laufe der Zeit, aber egal, wie alt Sie sind, jeder Mensch hat das Recht auf ein möglichst schmerzfreies Leben.

Übrigens: Die Jakobsmuschel, das berühmte Symbol des Jakobswegs, war früher ein praktisches Hilfsmittel für Pilger. Sie diente als Trinkgefäß und zeigt heute den Weg an. Ein paar nützliche Hilfsmittel können also ganz schön praktisch sein – und ausreichend Trinken ist sowieso immer eine gute Idee! Und nein, es muss nicht unbedingt aus der Jakobsmuschel sein.

Teil 1

Der einsame Patient

Die Lage der Nation: Volkskrankheit »Rücken«

Rückenschmerzen sind ein Thema, das uns alle betrifft. Wenn wir in Deutschland über die Zahl der Wirbelsäulenpatienten sprechen, kommen wir schnell auf die schwindelerregende Zahl von mehr als 20 Millionen.[1] Fast jeder von uns wird irgendwann in seinem Leben mit Rückenschmerzen Bekanntschaft machen. Das bedeutet: Millionen von Rückenpatienten suchen verzweifelt nach der einen Behandlung, die sie von ihrem Schmerz erlöst. Die Krankenkassen zahlen jedes Jahr zig Milliarden Euro für entsprechende Therapien – und dennoch bleibt die Lösung für viele Patienten in weiter Ferne. Warum? Weil rund 60 Prozent der Patienten nie eine präzise, fundierte Diagnose erhalten. Der Grund liegt letztlich in der Kostenstruktur unseres Gesundheitssystems. Denn was fehlt den Ärzten, um die richtige Diagnose zu stellen? Eine ganz einfache, aber kaum zu bekommende Ressource: Zeit. Genauer gesagt, Zeit zum Zuhören. Im hektischen Alltag einer orthopädischen Praxis, in der täglich 80 bis 100 Patienten durchgeschleust werden, bleibt für das individuelle Schmerzschicksal rechnerisch gerade mal ein winziger Moment – etwa 40 Sekunden. Ja, 40 Sekunden! Wie soll ein Arzt in dieser kurzen Zeit die Geschichte eines Schmerzes verstehen, der sich über Monate oder Jahre hinweg entwickelt hat?

Das Ergebnis: frustrierte Ärzte auf der einen Seite, die wissen, dass sie die wahre Ursache des Schmerzes nicht finden können, und auf der anderen Seite Patienten, die sich im Therapie-Dschungel verloren fühlen. Nach einem langen Leidensweg werden nicht selten Therapien begonnen (oder gar Operationen durchgeführt), die auf Röntgenbildern oder Kernspintomografien beruhen. Diese bildgebenden Verfahren sind unbestritten sinnvoll, um strukturelle Schäden zu erkennen (und zweifellos ein wichtiges medizinisches Hilfsmittel zum Aufspüren anderer Erkrankungen), aber sie sind nur sehr begrenzt aussagekräftig, wenn es darum geht, die eigentliche Ursache der Schmerzen zu identifizieren. Denn sie bilden immer nur eine punktuelle, räumlich begrenzte Momentaufnahme ab.

Der entscheidende Punkt, der bei vielen Behandlungen zu kurz kommt, ist eine präzise und umfassende Untersuchung der wahren Schmerzursache. Sie wäre dringend erforderlich, aber sie braucht Zeit – mehr Zeit, als viele Ärzte in unserem Gesundheitssystem investieren können. Denn Schmerz ist selten ein Einzelphänomen, das einfach so auftaucht, um wieder zu verschwinden. Unser Körper ist ein komplexes Wunderwerk, das mit seiner Umwelt in ständigem Austausch steht. Die Ursachen von Schmerzen können weit über das betroffene Gelenk oder den betroffenen Bereich hinausreichen. Eine ganzheitliche Betrachtung ist deshalb unerlässlich. Diese Erkenntnis ist nicht neu, aber sie wird immer noch viel zu oft ignoriert. Die wichtigen Fragen – Woher kommt der Schmerz? Warum gerade jetzt? Warum das rechte, aber nicht das linke Knie? – bleiben oft unbeantwortet. Doch diese Fragen müssen gestellt werden, wenn wir den Schmerz wirklich verstehen wollen.

Dabei ist es wichtig zu wissen, dass der Schmerz oft nicht da entsteht, wo er sich bemerkbar macht. Ein Problem an der Schulter kann den Nacken in Mitleidenschaft ziehen, ein Bandscheibenvorfall strahlt ins Bein aus, und eine Blockade an der Halswirbelsäule lässt den Arm schmerzen. Doch oft wird nur die Stelle behandelt, auf die der Patient zeigt, wenn er gefragt wird: »Wo tut es denn weh?« Aber wenn dort nicht die wahre Ursache liegt, wird eine punktuelle Behandlung an dieser Stelle keine Besserung bringen.

Ein Orthopäde oder Physiotherapeut, der sich nur auf das Gelenk oder den Wirbel konzentriert, von dem der Schmerz auszugehen scheint, verhält sich ein bisschen wie ein Astronom, der jahrelang den Mond studiert, ohne die Sterne und Galaxien um ihn herum zu beachten. Sicher, der Mond ist spannend. Aber er ist nur ein winziger Teil eines viel größeren Universums. Wenn wir das Umfeld nicht einbeziehen, verstehen wir den Mond nicht vollständig. Und genauso verhält es sich mit Schmerzen: Nur wer die Zusammenhänge erkennt, kann die Ursachen wirksam auflösen.

Vor diesem Hintergrund ist es für mich kaum nachvollziehbar, dass viele Patienten mit Rücken- oder Gelenkschmerzen zwar schon mehrere Röntgen- oder MRT-Untersuchungen hinter sich haben, aber noch niemand ihr Gangbild, ihre Körperhaltung, ihre Beinlängen oder ihre Muskulatur genauer betrachtet hat. Und oft hat auch niemand wirklich mit ihnen gesprochen. Da stellt sich die Frage: Worüber reden wir hier eigentlich? Geht es darum, eine kleine Auffälligkeit im Röntgenbild zu beheben, oder darum, dem Patienten ein schmerzfreies Leben zu ermöglichen? Mein Ziel ist ganz klar der schmerzfreie Patient. Wenn es dem Menschen gut geht, ist mir das Bild ziemlich egal. Natürlich kann es in manchen Fällen eine hilfreiche Unterstützung bieten. Aber ein bildgebendes Verfahren sollte immer erst nach einer gründlichen Untersuchung und einem Gespräch verordnet werden – nicht umgekehrt.

Im Mai 2023 hatte ich selbst einen Fahrradunfall, bei dem ich mir die Schulter brach. Diese Erfahrung hat mich persönlich dazu bewegt, dieses Buch zu schreiben. Was glauben Sie: In welcher Position kann man eine Schulter nicht richtig untersuchen? Genau, in einem tiefen Sessel sitzend. Und ausgerechnet in dieser Haltung wurde meine Schulter »untersucht«. Nach meiner

Schulteroperation hatte ich insgesamt zwölf Kontrolltermine. Bei keiner einzigen dieser Untersuchungen wurde ich gebeten, mein T-Shirt auszuziehen. Keiner der Ärzte wollte die Schulter wirklich sehen, um den Heilungsprozess zu beurteilen. Hätte ich einen riesigen Abszess an der Haut gehabt, der den Heilungsprozess gefährdet und auf eine Komplikation hindeutet – es wäre niemandem aufgefallen.

Für mich war das eine schreckliche Erfahrung. Ich fühlte mich alleingelassen und abgefertigt; ich hatte den Eindruck, dass sich niemand wirklich für mich und die Ursachen meines Schmerzes interessiert. Ist das wirklich der Weg, den ein Mediziner nach jahrelanger Ausbildung zum Orthopäden gehen sollte? Das kann nicht sein! In Deutschland rühmen wir uns oft mit unserer hervorragenden medizinischen Versorgung – ja, die haben wir bei Schlaganfällen, Herzinfarkten und Krebserkrankungen. Aber in der Orthopädie und Schmerztherapie müssen wir dringend umdenken. Da gibt es noch viel zu tun.

Erster Halt: Orthopäde – und weitere Zwischenstopps

Eines meiner Lieblingsbeispiele ist das des vielbeschäftigten Managers, der den ganzen Tag brav hinter seinem Schreibtisch sitzt und es sich nach der Arbeit kaum nehmen lässt, ein bisschen frische Luft zu schnappen und sich sportlich zu betätigen. Schließlich muss man ja etwas für sich tun! Also schleicht er sich in der Abenddämmerung zum Golfplatz, um noch schnell eine entspannte Runde zu spielen. Doch Zeit ist knapp – zu Hause wartet der Laptop, und der Tag war lang, also setzt er sich schnell ins Auto und fährt los. Auf dem Platz angekommen, legt unser Golfer los, holt Schwung und peitscht den Ball mit aller Kraft und verschiedenen Schlägern 100 oder 150 Meter weit – schließlich ist er kein Anfänger, sondern ein ehrgeiziger Mann. Doch was er dabei völlig außer Acht lässt: Sein Körper hat dieser Aktion noch keine Freigabe erteilt! Egal, ob er 30, 60 oder 70 Jahre alt ist – nach einem Tag, an dem er von morgens bis abends im Büro und im Auto saß, ohne jede Vorbereitung in Bewegung zu kommen, kann unangenehm nach hinten losgehen.

Das gleiche Szenario lässt sich in vielen anderen Sportarten beobachten. Wie oft habe ich das während meiner Tätigkeit in einem Münchner Tennisklub gesehen! Wenn es möglich wäre, direkt auf dem Tennisplatz zu parken, würden viele Spieler dort ihr Auto abstellen, auf dem Sandplatz aussteigen und erwarten, dass ihr Körper – der den ganzen Tag auf einem Bürostuhl saß – nach nur wenigen Ballwechseln wie geschmiert funktioniert.

Der Golf- oder Tennisspieler hebt also den Arm, macht einen Schritt nach vorne und schlägt – und da passiert es. Vielleicht kennen Sie diesen Moment – er kann auch bei der morgendlichen Joggingrunde mit dem Hund auftreten. Plötzlich fährt Ihnen der Schmerz ins Knie, er sticht zu wie aus dem Nichts und bleibt dann da. Oder er kommt ganz langsam, schleichend. Anfangs tut es nur ein bisschen weh, nicht so schlimm. »Wird schon wieder!«, denken Sie sich und machen weiter wie bisher, ein bisschen vorsichtiger vielleicht. Ab und zu meldet sich der Schmerz, dann massieren oder bewegen Sie ein wenig das Knie. So gelingt es Ihnen ganz gut, die Schmerzen über Wochen, Monate oder gar Jahre hinweg zu verdrängen. Sie kommen mal stärker, mal schwächer, aber sie verschwinden nie ganz. Und eines Morgens sind sie plötzlich so übermächtig, dass Sie es nicht mehr aushalten und doch zum Orthopäden gehen – nach einer vermutlich langen Wartezeit auf einen Termin.

Der Termin in der Praxis steht in Ihrem Kalender wie ein Hoffnungsschimmer. Der Arzt wird bestimmt schnell herausfinden, wo der Hase im Pfeffer liegt, und Ihnen helfen, endlich wieder schmerzfrei durch den Alltag zu kommen. Doch die Realität sieht oft anders aus: Der Arzt hört sich Ihre Schilderung der Schmerzen unbeeindruckt an, stellt zwei schnelle Fragen, drückt ein bisschen an der betroffenen Stelle und schickt Sie dann zum Röntgen. Auf dem Bild sieht man das, was man erwarten würde: zwei Knochen und die Kniescheibe – alles unspektakulär. Wenn Sie nach der Ursache des Schmerzes fragen, bleibt die Antwort oft vage. Stattdessen geht's weiter zum MRT, wo tatsächlich eine kleine Auffälligkeit gefunden wird – aber seien wir ehrlich: Bei fast jedem Knie, das 20 oder 30 Jahre alt ist, zeigt das MRT etwas, das »irgendwie nicht richtig« aussieht. Von älteren Gelenken ganz zu schweigen.

Nun beginnt das Bild-Durchforsten. Die Bilder werden schnell überflogen, ohne dass wirklich eine tiefgehende Diskussion stattfindet – schließlich warten noch mehr Patienten. Ein Gespräch auf Augenhöhe? Fehlanzeige. Die Ursache des Schmerzes bleibt unklar, aber für eine gründlichere Untersuchung fehlt einfach die Zeit. Also wird Ihnen eine Packung Schmerzmittel verschrieben – Voltaren oder Diclofenac –: »Probieren Sie das mal fünf Tage lang aus!« Oder vielleicht bekommen Sie eine Kortisonspritze. Sie nehmen die Tabletten oder die Spritze, und – Überraschung! – es wird nicht wirklich besser. Also zurück in die Praxis, eine Woche später, und noch eine Spritze. Beim dritten Termin bekommen Sie ein Rezept für Physiotherapie. Sollte das auch nichts bringen, »müssen wir vielleicht an eine OP denken«. Aber jetzt erst mal die Physio und ein bisschen Bewegung – für den Anfang. Sollte der Orthopäde Ihnen tatsächlich ein paar praktische Tipps für Übungen oder mehr Bewegung im Alltag mit auf den Weg geben, gehören Sie bereits zu den glücklicheren Patienten. Denn in vielen Fällen bleibt der Schmerz einfach Ihr ständiger Begleiter, und der Weg führt Sie von einem Experten zum nächsten: Physiotherapeut, Neurologe, Psychologe – je nachdem.

Viele Patienten haben nach dieser Odyssee das Gefühl, buchstäblich mit dem Rücken zur Wand zu stehen. Trotz aller Fortschritte in der Medizin ist die Zahl der Schmerzpatienten immer noch erschreckend hoch. Kein Wunder, dass sich einige Betroffene in teure Ayahuasca-Retreats stürzen, eine Ayurveda-Kur in Indien buchen oder ihre Hoffnungen auf die extremen Heilversprechen selbst ernannter »Schmerzgurus« auf Instagram setzen. Risiken und Nebenwirkungen nicht ausgeschlossen! Aber es könnte ja helfen.

Eine positive Entwicklung betrifft die Zahl der Bandscheibenoperationen, die in den letzten Jahren deutlich zurückgegangen ist. Heute werden viele Bandscheibenvorfälle erfolgreich mit konservativen Methoden wie Physiotherapie behandelt. Doch nicht nur bei Bandscheibenproblemen, sondern auch bei vielen anderen Muskel- und Gelenkschmerzen könnte die Physiotherapie das leisten, was in der Schmerztherapie so oft zu kurz kommt: eine individuelle und ganzheitliche Betrachtung des Patienten und seines Schmerzes. Ein guter Therapeut muss mehr tun, als den Schmerz vorübergehend zu lindern. Es ist seine Aufgabe, den Patienten in seinem Schmerz aufzufangen, ihm – als Behandler und als Mensch – zuzuhören, die richtigen Fragen zu stellen und gemeinsam Wege aus dem Schmerzkreislauf zu finden.

Patienten-Pingpong statt Heilung

Stellen wir uns vor, eine Frau kommt mit quälenden Schmerzen im unteren Rücken, die bis in den Unterbauch ausstrahlen, zum Orthopäden. Sie ist sicher, dass sie sich beim Aufbau des neuen Kleiderschrankes irgendwie verhoben oder eine unkoordinierte Bewegung gemacht hat – kann ja mal passieren, oder? Der Orthopäde untersucht also ihre gesamte Wirbelsäule, vom Nacken bis zum Darmbein, und – nichts! Alles sieht vollkommen unauffällig aus. Der Arzt verschreibt Schmerzmittel und schickt die Patientin nach Hause – mit der Empfehlung, beim Hausarzt vorstellig zu werden, falls die Schmerzen nicht innerhalb einer Woche besser werden.

Die Woche vergeht, und die Schmerzen sind immer noch da. Also geht die Frau zum Hausarzt, der möglicherweise Internist oder Allgemeinmediziner ist. Der untersucht Rücken und Bauch – auch hier kein Befund. Also geht die Reise weiter zum Gynäkologen. Schließlich könnte es auch die Gebärmutter sein! Jedoch: Fehlanzeige. Der Gynäkologe spekuliert, dass vielleicht die Blase der Übeltäter sein könnte, und überweist seine Patientin zum Urologen. Auch dieser kann keine Ursache finden, die die Schmerzen erklären würde. Nächster Halt: der Proktologe – ist etwa der Darm schuld? Wir können nur hoffen, dass der gute Mann ein leicht behandelbares Verdauungsproblem aufdeckt, denn die Frau ist jetzt bei ihrem fünften Arzt angekommen. Und es wäre ihr sehr zu wünschen, dass ihre Odyssee hier endlich endet und sie von ihren Schmerzen erlöst wird.

Natürlich ist es grundsätzlich gut und sinnvoll, wenn ein Arzt, der selbst keine Erklärung für die Symptomatik des Patienten findet, diesen an einen Facharzt überweist, von dem er annimmt, dass er die richtige Spezialisierung besitzt. Denn der menschliche Körper ist ein derart komplexes System, dass für einen Bereich, der nur wenige Zentimeter umfasst, sehr viele Spezialisten zuständig sind. Beschwerden wie Schmerzen können auf unterschiedlichste Ursachen etwa orthopädischer, organischer, hämatologischer oder hormoneller Natur zurückzuführen sein.

Aber: Es fehlt an Kommunikation und Austausch. Welcher Orthopäde telefoniert mit dem Proktologen? In meiner langjährigen Praxis habe ich leider immer wieder festgestellt, dass die Befunde kaum zusammengeführt werden – und dass die beteiligten Ärzte miteinander sprechen, ist noch seltener der Fall. Es liegt einerseits am System, das diese Art der Kommunikation nicht honoriert, und andererseits an der Ausbildung, die den Blick über den Tellerrand nur in sehr engen Grenzen fördert. Welcher Augenarzt weiß schon, dass seine Diagnose Beschwerden an den oberen Halswirbeln erklären kann?

Das Ergebnis ist, dass die arme Patientin ihre ganze Geschichte immer wieder von vorne erzählen muss und zusätzlich mit unnötigen, doppelt oder dreifach durchgeführten Untersuchungen konfrontiert wird – ein Wahnsinn, der für Ärzte frustrierend und sinnlos ist, für Patienten aber eine unzumutbare Belastung dar-

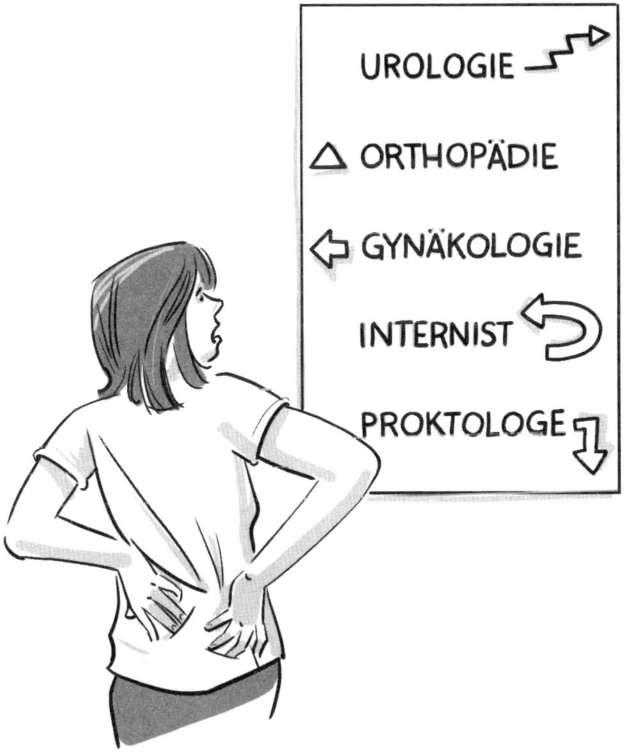

stellt. Und wenn man an das Gesundheitssystem denkt, wird es noch absurder – diese Doppelarbeit kostet uns alle!

Die Patientin ist auf ihrer Reise von Pontius zu Pilatus bereits bei fünf verschiedenen Ärzten gelandet, jeder mit einer eigenen Theorie und Sichtweise, aber niemand hat den Überblick. Sie wird weiter von A nach B nach C geschickt, ohne zu wissen, an wessen Empfehlung sie sich eigentlich orientieren soll und warum sie diesen Umweg überhaupt auf sich nehmen muss. Ganz zu schweigen davon, dass sie für diesen Irrweg auch noch bezahlt.

Für diesen Missstand brauchen wir dringend eine Lösung! Und ich plädiere dafür, die Einführung eines neuen Berufsbildes in Betracht zu ziehen: den Medical Coach. Diese Person ist ein erfahrener Begleiter im Gesundheitssystem, der die Ergebnisse und Diagnosen verschiedener Ärzte zusammenführt, die Informationen auswertet und den Patienten durch den Dschungel der medizinischen Versorgung navigiert. Der Medical Coach verfügt über eine fundierte medizinische und psychologische Expertise, steht dem Patienten beratend zur Seite und hilft ihm, den Überblick zu behalten. Wie genau ich mir die Ausbildung und die Aufgaben eines Medical Coach vorstelle, werde ich später noch ausführen, aber ich bin überzeugt: Diese Rolle ist der Schlüssel zu einer besseren, effektiveren und menschlicheren Gesundheitsversorgung.[2]

Kein Netzwerk: Der Fehler im System

Schaffen wir es als Ärzte und Therapeuten, eine gemeinsame Sprache zu entwickeln? Das ist nicht einfach, aber es liegt mir wirklich am Herzen. In unserer heutigen Medizin gibt es so viele

Fachrichtungen, so viele Spezialisten, die alle ihre eigene Perspektive und Terminologie haben – und das macht es schwer, einen einheitlichen Nenner zu finden, um die Patienten wirklich ganzheitlich zu betrachten. Oft erlebe ich in meiner Praxis, wie der Austausch zwischen verschiedenen Fachbereichen einfach nicht fließt – und manchmal bleibt der Informationsfluss ganz stecken. Jeder Arzt ist ein echter Profi in seinem Fach, aber wenn es um die Zusammenarbeit über den Tellerrand hinaus geht, dann kracht es häufig an den Schnittstellen.

Wenn die Kommunikation jedoch funktioniert, ist das für alle Beteiligten ein Gewinn. Mit dem Wirbelsäulenspezialisten Professor Dr. med. Oliver Linhardt arbeite ich seit über 16 Jahren Hand in Hand in München. In all diesen Jahren haben wir es geschafft, einen wirklich offenen und kontinuierlichen Dialog zu führen. Noch nie musste einer unserer »gemeinsamen« Patienten operiert werden, weil wir uns wirklich Zeit nehmen, die gesamte Situation zu verstehen und gemeinsam Lösungen zu finden. Unsere Patienten sind keine anonymen Fälle, sie sind Menschen, die wir als Partner auf ihrem Weg begleiten. Wir stimmen jeden Schritt im Behandlungsprozess ab – vom ersten Check bis hin zu manuellen Therapien, Spritzen oder weiteren Behandlungen. Und dabei haben wir nie die Disziplinen als unüberbrückbare Mauern vor uns, sondern sehen immer den Patienten und suchen nach Lösungen, die ihm wirklich helfen.

Leider ist diese Art der Zusammenarbeit immer noch die Ausnahme. In den meisten Fällen sind Fachrichtungen so weit voneinander entfernt, dass der Austausch beinahe unmöglich scheint. Ein Physiotherapeut spricht mit einem Orthopäden, das ist noch recht einfach. Aber was, wenn ein Augenarzt mit einem Proktologen kommunizieren müsste? Oder ein Urologe mit einem Internisten? Da fühlt sich der Patient schnell wie der Ball in dem Spiel »Keep it up«, bei dem der Ball immer weitergereicht wird und nicht den Boden berühren darf. Und der schlimmste Fall: Die Ärzte reden gar nicht miteinander. Der eine schickt den Patienten weiter, der andere kümmert sich um den nächsten Schritt – aber keiner kennt das große Ganze. So können wir als Gesundheitsdienstleister unserer Verantwortung gegenüber dem Patienten nicht gerecht werden.

Das Problem liegt aber auch im System. Ärzte sind durch den enormen Zeitdruck, überfüllte Terminpläne und die ständige Bürokratie oft kaum in der Lage, sich untereinander auszutauschen. Der Austausch zwischen den Fachrichtungen wird als »Extra-Arbeit« gesehen – und was nicht vergütet wird, fällt oft hinten runter. Die wenigen Ressourcen, die für Kommunikation vorgesehen sind, reichen nicht aus, und die nötige Wertschätzung fehlt. Denn wie sollen Ärzte die Zeit finden, sich intensiv mit einem anderen Fachgebiet auseinanderzusetzen, wenn sie von Fall zu Fall hetzen?

Hinzu kommt, dass die Ausbildung der Mediziner stark auf das eigene Fachgebiet fokussiert ist. Da bleibt wenig Raum für ein fundiertes Verständnis für das, was auf der anderen Seite des »Fachspezialisten-Zauns« passiert. Ein Augenarzt, der erkennt, dass seine Diagnose auch Auswirkungen auf die Halswirbelsäule haben könnte, ist leider noch eher die Ausnahme als die Regel. Und ebenso ist es für viele Internisten nicht selbstverständlich, bei Rückenbeschwerden zu bedenken, wie sich diese auf die inneren Organe auswirken könnten. Doch genau dieser Blick über den Tellerrand ist nötig, um den Patienten ganzheitlich zu betreuen.

Wie können wir also diese Hürden überwinden? Zuerst einmal müssen wir als Ärzte und Therapeuten den Willen entwickeln, miteinander zu kommunizieren. Und zwar nicht nur, indem wir einem Kollegen einen Befund schicken und hoffen, dass er sich darum kümmert. Wir müssen proaktiv werden, den Austausch suchen – sei es per Telefon, E-Mail oder durch regelmäßige interdisziplinäre Fallbesprechungen. Der Dialog muss fließen, und jeder Arzt oder Therapeut muss sich wertgeschätzt fühlen. Jeder Fachbereich bringt eine andere Perspektive ein, und diese Vielfalt an Wissen ist der Schlüssel zu einer erfolgreichen Behandlung. Nur wenn alle gemeinsam an einem Strang ziehen, wird der Patient wirklich bestmöglich versorgt.

Und dann muss ein weiteres Bewusstsein geschaffen werden: Der Patient ist kein »Fall«! Er ist keine Sammlung von Symptomen, die man in Schubladen steckt. Er ist ein Mensch mit einer Vielzahl an gesundheitlichen Bedürfnissen. Und um diese Bedürfnisse zu verstehen, müssen die verschiedenen Fachrichtungen zusammenarbeiten. Dafür brauchen wir ein System, in dem Kommunikation und Kooperation honoriert werden – nicht nur als »Extra-Aufwand«, sondern als fundamentale Grundlage für eine gute Patientenversorgung.

Der von mir schon erwähnte Medical Coach könnte hier eine wertvolle Rolle spielen. Diese Person würde den Austausch zwischen den Fachärzten koordinieren, dafür sorgen, dass alle Beteiligten die gleiche Zielrichtung verfolgen, und den Patienten auf seinem Weg durch das Gesundheitssystem begleiten. Ein solcher Coach ist wie der Dirigent eines Orchesters, der dafür sorgt, dass alle Instrumente im richtigen Takt spielen, damit sich der Patient am Ende wieder in Harmonie fühlt.

Letztlich funktioniert das alles aber natürlich nicht, ohne dass wir unser Gesundheitssystem umstrukturieren, um diese Art der Zusammenarbeit zu fördern. Wir brauchen ein System, das Kommunikation zwischen Ärzten und Therapeuten belohnt und nicht noch zusätzliche bürokratische Hürden aufbaut. Nur dann können wir die Patientenversorgung wirklich verbessern. Wenn wir die interdisziplinäre Zusammenarbeit als wertvolle Ressource begreifen, können wir sicherstellen, dass Patienten die beste, ganzheitliche Betreuung erhalten – nicht durch den Spezialisten für jedes einzelne Organ, sondern durch ein Team von Fachleuten, das gemeinsam das große Ganze im Blick hat. Und das Beste daran: Der Patient ist am Ende derjenige, der davon am meisten profitiert.

Know-how durch Kommunikation: Was wir aus der Krebstherapie lernen können

Wissen Sie, was ein Tumorboard ist? Ganz einfach: Ein Tumorboard, auch »(multidisziplinäre) Tumorkonferenz« genannt, ist eine Art »strategische Besprechung« für die Behandlung von Krebspatienten, die in vielen größeren Kliniken und Behandlungszentren regelmäßig stattfindet. Hier kommen Experten aus verschiedenen medizinischen Bereichen zusammen, um über die aktuellen Patienten zu sprechen und gemeinsam zu entscheiden, wie jeder Einzelne am besten behandelt werden kann. Ein faszinierender Weg, wie Teamarbeit in der Medizin Patienten direkt zugutekommt!

Stellen Sie sich das vor wie ein großes, interdisziplinäres Brainstorming für die Gesundheit. An einem Tumorboard nehmen Onkologen, Chirurgen, Radiologen, Strahlentherapeuten und viele mehr teil. Je nach Art der Erkrankung können auch Fachärzte aus der Dermatologie, Gynäkologie, Urologie oder anderen Bereichen dabei sein. Zusammen analysieren sie alle Befunde des Patienten, diskutieren die verschiedenen Behandlungsmöglichkeiten und entscheiden, welche Therapie am erfolgversprechendsten ist. Das Ergebnis: eine maßgeschneiderte, interdisziplinäre Behandlungsstrategie – oder wie man es auch nennt: die »interdisziplinäre Meinung«.

Ein weiteres Plus: Neben dem klaren Nutzen für den Patienten hilft diese enge Zusammenarbeit auch den Ärzten, ihr Wissen zu erweitern und sich regelmäßig fortzubilden. Denn jeder Blick aus einem anderen Fachbereich kann neue Erkenntnisse bringen!

Was spricht eigentlich dagegen, diesen Ansatz auch in der Schmerztherapie zu etablieren?

Teil 2

Schmerz verstehen, Schmerz behandeln

Ein kleiner Ausflug in die Neurophysiologie

Haben Sie sich schon einmal gefragt, was genau Schmerz eigentlich ist? Wenn ich meine Patientinnen und Patienten frage: »Wie fühlt sich Ihr Schmerz an? Ist er stechend, ziehend, dumpf, hell oder scharf?«, dann sehe ich oft ratlose Gesichter. Manche leiden seit Monaten, manchmal sogar Jahren, unter Schmerzen – und dennoch fehlen ihnen oft die Worte, um zu beschreiben, wie sich der Schmerz eigentlich anfühlt. Der Schmerz ist da, er belastet, er schränkt ein, aber wie genau er sich anfühlt? Keine Ahnung!

Und wenn ich dann nachfrage: »Wann tut es denn am meisten weh? Morgens nach dem Aufstehen? Eher abends? Wird es im Laufe des Tages besser oder schlimmer?«, dann höre ich auch darauf häufig keine konkrete Antwort. Das zeigt, wie schwer fassbar Schmerzen für viele von uns sind – selbst dann, wenn wir sie tagtäglich erleben.

Für mich als Therapeuten bedeutet das: Die Aussage des Patienten »Ich habe Schmerzen« ist zwar ein wichtiger Hinweis, aber damit allein kann ich noch nicht viel anfangen. Dieser Satz ist wie eine Schatztruhe, von der ich weiß, dass sie wichtige Informationen enthält, zu der ich aber erst einmal den Schlüssel finden muss. Sie als Patientin oder Patient signalisieren mir mit dem Hinweis auf Ihre Schmerzen vor allem eins: Sie spüren eine Störung, die Sie beeinträchtigt – und genau da müssen wir anfangen.

Schmerz ist eine unglaublich clevere, wenn auch unangenehme Erfindung des Körpers. Er ist mehr als ein lästiges Symptom – nämlich ein hochkomplexes Warnsystem, das sagt: »Achtung, hier stimmt etwas nicht!« Aber woher kommen diese Signale eigentlich? Dafür müssen wir uns ein wenig genauer anschauen, wie ein Gelenk funktioniert – denn das ist wirklich faszinierend!

Ein Gelenk verbindet zwei Knochen miteinander. Drum herum befindet sich eine Kapsel, und durch Bänder und Sehnen wird das Ganze zusammengehalten und verstärkt. Doch diese Konstruktion ist weit mehr als nur stabil – sie ist ein echtes Hightech-System, das mit mehreren raffinierten Sensoren ausgestattet ist:

1. *Die Mechanorezeptoren*
   Diese kleinen Helfer registrieren mechanische Reize wie Druck, Vibration, Dehnung oder Berührung.
2. *Die Stellungsmelder*
   Diese Sensoren melden dem Gehirn die genaue Position des Gelenks. Dank ihnen können Sie beispielsweise Ihren rechten Arm genauso abwinkeln wie den linken – und das, ohne überhaupt hinzuschauen.
3. *Die Bewegungsmelder*
   Diese Rezeptoren sind Präzisionswerkzeuge: Sie nehmen schon kleinste Spannungsänderungen wahr, selbst bei minimalen Bewegungen Ihres Gelenks. Sie liefern Ihrem Gehirn also Echtzeitdaten darüber, was in Ihrem Körper gerade passiert.
4. *Die Endbewegungsmelder*
   Stellen Sie sich diese Rezeptoren wie ein Stoppschild vor. Sie schlagen Alarm, wenn Ihr Gelenk seine Bewegungsgrenze erreicht hat. Ihre Botschaft lautet: »Halt, nicht weiter! Sonst könnte etwas kaputtgehen!«

5. *Die Schmerzsensoren*
Schließlich gibt es noch die Schmerzmelder: spezialisierte Nervenzellen, die »Nozizeptoren« genannt werden. Sie sind überall im Körper verteilt. Ihre Signale senden sie durch das periphere Nervensystem über das Rückenmark blitzschnell ins Gehirn, wo die Erregung dann verarbeitet und interpretiert wird. Wenn die Nozizeptoren aktiv werden, ist Vorsicht geboten. Denn sie melden: »Achtung, hier ist etwas beschädigt oder droht, zerstört zu werden!« Diese Botschaft ist essenziell, denn sie schützt Sie davor, Ihren Körper weiter zu belasten und dabei noch mehr Schaden anzurichten.

Die Zahl der Nozizeptoren übersteigt die aller anderen Rezeptoren, und ihr Meldesystem ist weitgehend unabhängig von anderen Sinneskanälen wie Wärmeempfinden oder Tastsinn. Das zeigt, wie zentral die Schmerzwahrnehmung für den Organismus ist.

Stellen Sie sich einmal vor, Sie könnten keinen Schmerz empfinden: Sie würden weiterlaufen, obwohl Ihr Knöchel verstaucht ist, oder eine Last tragen, obwohl Ihre Schulter überlastet ist. Schmerz ist – selbst wenn er lästig ist – nicht Ihr Feind, sondern letztendlich Ihr Schutzengel. Er ist die Art und Weise, wie Ihr Körper sagt: »Schau mal genauer hin und pass auf mich auf!« Und genau das ist der Punkt, an dem wir ansetzen, wenn wir uns mit Schmerzen beschäftigen.

Vielleicht reicht es manchmal schon, zuzuhören, die Signale zu entschlüsseln und zu verstehen, was Ihr Körper Ihnen sagen möchte. Und auch wenn Schmerz alles andere als angenehm ist, lässt sich eines nicht leugnen: Wie Ihr Körper durch ihn mit Ihnen kommuniziert, ist ziemlich beeindruckend!

Gestatten, mein Name ist Schmerz

Bevor Sie sich über Ihre Schmerzen ärgern, sollten Sie verstehen, wie unglaublich klug Ihr Körper tatsächlich ist. Es gibt nämlich zwei wichtige Grundsätze der Neurophysiologie, die Sie kennen sollten, um dieses Phänomen besser zu begreifen. Keine Sorge, das klingt komplizierter, als es ist.

Der erste Grundsatz lautet:

Der Körper fügt sich selbst keinen Schmerz zu.

Haben Sie jemals jemanden gesehen, der absichtlich länger die Hand auf eine heiße Herdplatte hält? Natürlich nicht – und das liegt nicht daran, dass wir so diszipliniert sind, sondern daran, dass Ihr Körper automatisch die Notbremse zieht. Sobald Sie die heiße Platte berühren, zieht Ihre Hand reflexartig zurück. Da wird nicht lange nachgedacht. Wenn Sie erst überlegen müssten – »Oh, das tut weh, sollte ich die Hand lieber wegziehen?« –, hätten Sie sich längst verbrannt.

Dasselbe Prinzip gilt auch für Ihren Bewegungsapparat. Ein winziger Stein im Schuh reicht aus, um Humpeln oder Hinken auszulösen. Egal, wie sehr Sie versuchen, normal zu gehen – Sie haben keine Chance! Ihr Körper weicht dem Schmerz automatisch aus. Warum? Weil er sich selbst keinen Schaden zufügen will.

Auch wenn die Störung noch so klein ist – ein Hühnerauge, ein eingewachsener Zehennagel oder eine winzige Bänderdehnung –, Ihr Körper hat eine klare Priorität: den Schmerz vermeiden. Er reagiert unbewusst und schneller, als Sie es jemals könnten. Egal, ob die Ursache ein Stein im Schuh oder eine Arthrose im Knie ist – Ihr Bewegungsablauf passt sich an, und zwar ohne dass Sie es beeinflussen können.

Der zweite Grundsatz lautet:

Der Körper will immer aufrecht bleiben.

Ganz gleich, was passiert: Ihr Körper wird alles daransetzen, Sie aufrecht zu halten. Vielleicht haben Sie ein Problem im Rücken, das Sie in eine gebückte Haltung zwingt. Doch anstatt den Kopf hängen zu lassen, halten Sie ihn automatisch oben. Oder denken Sie an eine seitlich verbogene Wirbelsäule – Ihr Körper wird trotzdem versuchen, sich so gerade wie möglich aufzurichten.

Das liegt daran, dass der aufrechte Gang eine der wichtigsten Funktionen Ihres Körpers ist. Er ist überlebenswichtig, und Ihr Körper wird mit allen Mitteln daran festhalten, selbst wenn es dadurch an anderen Stellen zwickt und zwackt.

Was passiert nun in Ihrer Muskulatur bei Schmerzen?

Sobald Sie einen Schmerz spüren, reagiert Ihr Körper sofort mit einer Schutzmaßnahme: Ihre Muskulatur spannt sich an. Das Ziel ist, die schmerzende Stelle zu stabilisieren und weiteren Schaden zu verhindern.

Nehmen wir an, Sie haben ein Problem mit der Bandscheibe. Ihr Nerv signalisiert nonstop: »Achtung, Störung!« Und Ihre Muskeln reagieren darauf, indem sie die Stelle schützen und sichern. Klingt clever, hat aber einen Haken: Die Muskeln können nicht mehr lockerlassen. Vielleicht denken Sie, eine Massage könnte helfen – aber Fehlanzeige. Die Muskeln bleiben angespannt, solange der Nerv Alarm schlägt.

Und das bleibt nicht ohne Folgen. Wenn Ihre Schultermuskulatur beispielsweise dauerhaft angespannt ist, können sich die Schmerzen bis in den Ellbogen, die Hand oder sogar den Daumen ziehen. Plötzlich können Sie Ihren Daumen nicht mehr so einsetzen wie gewohnt – nicht, weil er das Problem ist, sondern weil die Schulter nicht lockerlässt.

Vielleicht denken Sie jetzt: »Dann entspanne ich doch einfach bewusst die betroffene Muskulatur.« Schön wär's, aber – es ist unmöglich. Denn Ihr Körper hat die Entscheidung, wie sich Ihre

Muskeln bewegen oder anspannen, längst auf einer Ebene getroffen, die Sie nicht steuern können.

Denken Sie noch mal an die heiße Herdplatte: Wenn Sie bewusst überlegen müssten, die Hand zurückzuziehen, wäre es längst zu spät. Tatsächlich passiert alles so schnell, dass Sie den Schmerz oft erst wahrnehmen, nachdem Sie Ihre Hand schon weggezogen haben. Das zeigt, wie genial Ihr Körper programmiert ist: Er handelt instinktiv und schützt Sie, ohne auf Ihr bewussteres »Okay, dann mache ich das mal« zu warten.

Ihr Körper weiß ganz genau, was er tut. Durch den Schutzmechanismus »Schmerz« versucht er, Sie vor Schaden zu bewahren, und passt sich dabei mit beeindruckender Geschwindigkeit an. Ob durch Humpeln, Muskelanspannung oder Reflexe: Jede Reaktion ist darauf ausgerichtet, Ihnen zu helfen.

Wenn Sie das nächste Mal Schmerzen haben, denken Sie daran: Ihr Körper macht das nicht, um Sie zu ärgern. Er handelt zu Ihrem Schutz – auch wenn sich das manchmal gar nicht so angenehm anfühlt.

Ein sympathisches Duo: Sympathikus und Parasympathikus

Stress ist heutzutage so allgegenwärtig wie Smartphones und Kaffee to go. Kein Wunder, dass die Weltgesundheitsorganisation (WHO) ihn als eine der größten Gesundheitsgefahren des 21. Jahrhunderts bezeichnet. Je nach Umfrage fühlen sich zwischen 60 und 80 Prozent der Deutschen regelmäßig gestresst – ein echtes Massenphänomen!

Dabei ist Stress an sich nichts Schlechtes. Eigentlich ist er ein uraltes, cleveres System unseres Körpers, das uns hilft, in brenzligen Situationen zu überleben. Hinter der ganzen Stressmaschinerie steckt unser vegetatives Nervensystem, das sich in zwei Gegenspieler aufteilt: den Sympathikus und den Parasympathikus. Kurz gesagt: Der Sympathikus ist der Actionheld, der unseren Körper auf Zack bringt, während der Parasympathikus der entspannte Genießer ist, der für Ruhe und Erholung sorgt.

Werfen wir mal einen Blick in die Vergangenheit – sagen wir, in die Steinzeit. Stellen Sie sich einen Neandertaler vor, der gerade gemütlich Beeren sammelt, als plötzlich ein Säbelzahntiger aus dem Gebüsch springt. Zack – der Sympathikus übernimmt! Puls und Atemfrequenz steigen, das Herz pumpt schneller, die Muskeln spannen sich an, und der Körper ist bereit für Kampf oder Flucht. Überlebt unser Neandertaler das Abenteuer, schaltet der Parasympathikus anschließend in den Chill-Modus: Herzschlag und Atmung beruhigen sich, der Körper kann regenerieren. Ein geniales System!

Das Problem? Unser heutiger »Säbelzahntiger« kommt nicht mit Reißzähnen und Tatzen daher, sondern in Form von Deadlines, vollen Terminkalendern oder grummeligen Chefs. Unser Körper unterscheidet dabei nicht zwischen einem echten Überlebenskampf und einem stressigen Arbeitstag – er reagiert immer mit der gleichen Aktivierungskaskade.

Und so läuft das ab:

Alarmbereitschaft – eine Situation wird als wichtig oder bedrohlich wahrgenommen.

Action-Modus – der Sympathikus übernimmt, setzt Stresshormone frei, der Körper wird in Alarm versetzt.

Bewältigung – der Körper kämpft sich durch die Situation (im Büro eher mit Präsentationen als mit Faustschlägen).

Erholung – der Parasympathikus tritt auf den Plan und sorgt für Entspannung, wenn wir ihn lassen!

Aber wie genau reguliert unser Körper diese Prozesse? Über eine clevere Blutumverteilung! Wenn der Sympathikus aktiv ist, wird das Blut in die wichtigen Kampf-und-Flucht-Organe gepumpt: Gehirn, Herz und Muskeln bekommen volle Power, während etwa die Verdauung auf Sparflamme läuft. Umgekehrt, wenn der Parasympathikus das Kommando übernimmt, geht das Blut bevorzugt in den Verdauungstrakt, um Nährstoffe optimal zu verwerten – perfekt für eine entspannte Mahlzeit.

Und genau deshalb ist es keine gute Idee, direkt nach dem Essen joggen zu gehen: Der Parasympathikus ist dann noch fleißig mit der Verdauung beschäftigt. Wenn wir das Blut in die Muskeln umleiten, kann der Magen-Darm-Trakt nicht richtig arbeiten – das Ergebnis: Magengrummeln, Aufstoßen, Bauchweh.

Dauerstress bringt dieses fein abgestimmte System aus dem Gleichgewicht. Wer ständig unter Strom steht, gönnt dem Sympathikus kaum noch Pausen. Der Körper bleibt dauerhaft im Alarmmodus, die Regeneration kommt zu kurz, und irgendwann streikt das System. Die Verdauung leidet, der Magen rebelliert (»Stress schlägt auf den Magen«), und selbst Schmerzen werden intensiver wahrgenommen. Der Körper gerät in eine Stress-Spirale.

Sympathikus und Parasympathikus sind wie ein gut eingespieltes Tanzpaar: Einer führt, der andere folgt – aber nur, wenn sie sich gegenseitig Raum geben. Wer gesund bleiben will, sollte also nicht nur Gas geben, sondern auch bewusst auf die Bremse treten. Tief durchatmen, Entspannung einplanen und dem Parasympathikus seine wohlverdiente Bühne überlassen – Ihr Körper wird es Ihnen danken!

Das Schmerz-Gehirn: Wie unser limbisches System mitmischt

Schmerz ist nicht nur ein körperliches Phänomen – unser Gehirn spielt eine entscheidende Rolle dabei, wie wir ihn wahrnehmen und darauf reagieren. Und wer sitzt da an den Schalthebeln? Unser limbisches System – das emotionale Kontrollzentrum im Kopf.

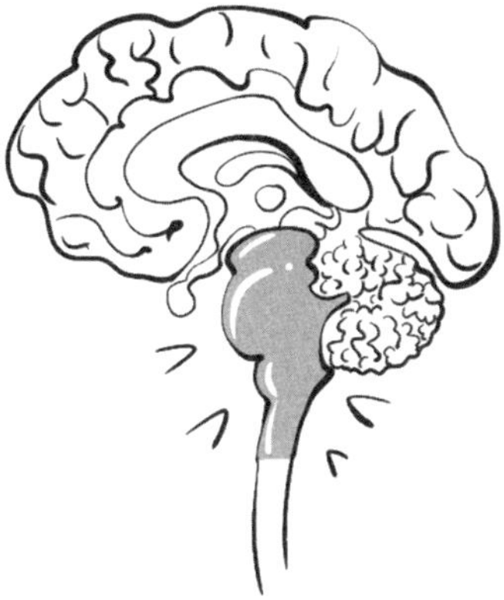

Stellen Sie sich vor, Ihr unterer Rücken zickt mal wieder rum. Seit Wochen meldet er sich regelmäßig mit fiesen Schmerzen – mal mehr, mal weniger. Und dann passiert Folgendes: Sie wachen auf, ausgeruht und voller Energie. Die Sonne lacht durchs Fenster, die Vögel zwitschern ihr eigenes kleines Konzert, und in der Luft liegt der verführerische Duft von frischem Kaffee. Sie schlendern ins Bad, wo Ihr Lieblingsduschgel und ein kuschelig vorgewärmtes Handtuch auf Sie warten. Frisch geduscht, schnappen Sie sich die Zeitung und genießen genüsslich Ihre dampfende Tasse Kaffee. Herrlich!

Jetzt spulen wir zurück. Gleiche Person, gleicher Rücken – aber ein völlig anderer Morgen. Der Wecker reißt Sie unsanft aus dem Tiefschlaf, draußen gießt es in Strömen, und Sie sind total gerädert, weil Sie die halbe Nacht über Ihren unausstehlichen Chef nachgegrübelt haben. Der hat Sie gestern richtig runtergeputzt, und das sitzt Ihnen noch in den Knochen. Widerwillig schleppen Sie sich ins Bad – wo Ihr Handtuch klamm auf dem Boden liegt und Sie Ihr Duschgel leer vorfinden. Klasse! Vielleicht hilft ein Kaffee? Pustekuchen. Die Dose ist leer, und als Sie die Zeitung holen, fischen Sie sie aus einer triefenden Pfütze.

Und jetzt raten Sie mal, wann Ihr Rücken sich lauter beschwert? Genau: an Tag zwei, an dem sowieso alles schiefläuft. An einem guten Tag, an dem alles funktioniert und Ihre Laune bestens ist, scheint der Schmerz kaum der Rede wert. Doch sobald Stress, Ärger oder schlechte Laune ins Spiel kommen, ist er allgegenwärtig. Die Schmerzintensität selbst ist objektiv gleich – doch unsere Wahrnehmung ist es nicht. Je besser es Ihnen geht, desto höher ist Ihre Reizschwelle, und desto weniger Schmerzimpulse registrieren Sie. Ist Ihre Stimmung im Keller, sinkt auch diese Schwelle, und der Schmerz wird viel intensiver wahrgenommen. Dies wiederum wirkt sich negativ auf Ihr Wohlbefinden aus – da beißt sich die Katze in den Schwanz, der Teufelskreis beginnt.

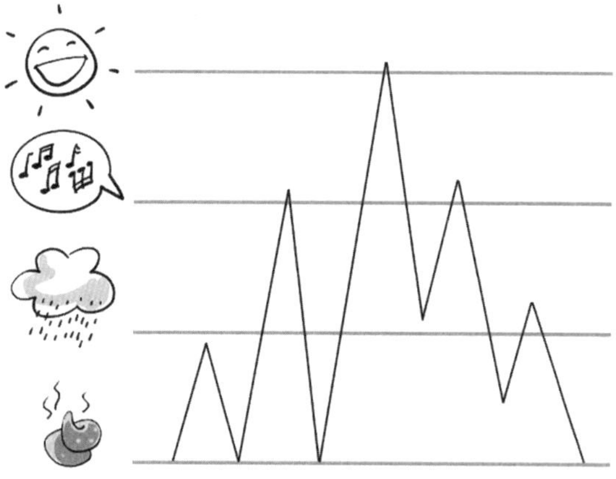

Schuld an diesem emotionalen Pingpong ist das limbische System – sozusagen das Gefühlshochhaus unseres Gehirns. Hier entstehen Freude, Angst, Wut und Trauer. Hier wird entschieden, welche Erlebnisse wir mit welchen Emotionen verknüpfen. Und hier spielt sich auch ein großer Teil der Schmerzwahrnehmung ab. Es ist wie ein Filter: Ist Ihre Gefühlslage stabil, bleibt auch der Schmerz eher im Hintergrund. Sind Sie jedoch gestresst oder frustriert, verstärkt das limbische System das Schmerzsignal und schickt es in voller Lautstärke an Ihr Bewusstsein.

Deshalb reicht es für mich als Therapeuten nicht aus, nur auf die körperlichen Symptome zu schauen. Ich muss auch verstehen: Wie geht es Ihnen gerade? Was beschäftigt Sie? Gibt es Stress bei der Arbeit, Streit zu Hause, Sorgen um die Kinder? Fühlen Sie sich wohl oder dauerhaft überfordert? Denn jedes dieser Themen hat Einfluss darauf, wie stark Sie Ihren Schmerz empfinden. Kurz gesagt: Unser Schmerz spricht nicht nur mit unserem Körper, sondern auch mit unserer Seele. Und wenn wir das verstehen, haben wir einen wichtigen Schlüssel zur Schmerzbewältigung in der Hand.

Gastbeitrag: Schmerz lass nach – aus psychologischer Sicht

Kerstin Klopstech

Aktuelle Daten verdeutlichen die enorme Tragweite: 23 Millionen Menschen in Deutschland leben mit chronischen Schmerzen.[3] Das ist keine abstrakte Zahl, es sind Nachbarn, Kollegen, Familienmitglieder – oder Sie selbst. In 95 Prozent der Fälle stecken Probleme des Bewegungsapparats, also des Rückens, der Gelenke und der Muskeln, hinter den Schmerzen. 6 Millionen Menschen sind so stark eingeschränkt, dass ihr Alltag massiv leidet. Für 2,2 Millionen ist der Schmerz sogar ein ständiger Begleiter mit psychischen Folgen.[4]

Diese Zahlen stehen für individuelle Leidensgeschichten. Für viele bedeuten sie jahrelange Arztbesuche, Laborbefunde, bildgebende Verfahren – und sie erhalten oft immer wieder dieselbe ernüchternde Botschaft: »Organisch ist nichts zu finden.« Ein Satz, der Betroffene sprachlos macht – und den Körper lauter.

Schmerz ist eine der ältesten und intensivsten Erfahrungen der Menschheit. Jeder Mensch hat schon Schmerz erlebt, doch für jede Person ist er einzigartig. Akut ist er überlebensnotwendig: ein Schutzmechanismus, der uns zwingt, innezuhalten, wenn Gefahr droht. Doch wenn er bleibt, obwohl die Ursache längst verschwunden ist, verändert er mehr als Muskeln und Nerven.

Akuter Alarm oder Dauerfeuer?

Schmerz ist ein vielschichtiges Phänomen, das körperliche, psychische und soziale Ebenen miteinander verbindet. Das sogenannte biopsychosoziale Modell bildet hierfür den zentralen Bezugsrahmen.[5] Es verdeutlicht, warum verschiedene psychologische Konzepte im Verlauf der Schmerzbewältigung ineinandergreifen, sich aber auch klar voneinander unterscheiden lassen.

Der Schmerz wird zu einer Sprache des Körpers, wenn Worte fehlen. In der Zusammenarbeit mit Physiotherapeuten zeigt sich das immer wieder. Während die Hände des Therapeuten die Beweglichkeit untersuchen, prüft das Gegenüber innerlich: »Bin ich hier sicher?« Wenn wir über Rückenschmerz sprechen, sprechen wir deshalb über mehr als Wirbel und Bandscheiben.

Wir sprechen über Vertrauen, über Kontrolle und über die Fähigkeit, sich tragen zu lassen – von den eigenen Kräften, vom Wissen ums Heilen und von Menschen an unserer Seite.

Manchmal spricht der Körper lauter als alle Worte. Der Schmerz wird zur letzten Sprache, wenn alles andere verstummt. Die Geschichten, die ich als Psychologin höre, ähneln sich – auch wenn sie individuell sind.

Jeder Schmerz ist so einzigartig wie der Mensch, der ihn spürt

Da ist etwa Anna, die in ihrem Leben immer als »verlässlich« galt und schon früh gelernt hat, alles im Griff zu behalten: Termine, Entscheidungen, Pflichten in der Familie und im Job. Mit der Zeit begann jedoch ihr Körper, das Kommando zu übernehmen und sein eigenes Drehbuch zu schreiben: Die Schultern waren ständig leicht hochgezogen, der Nacken steif, der Kiefer angespannt, ohne dass Anna es bemerkte. Entspannung erschien ihr fast gefährlich. Kontrolle bedeutete Sicherheit für sie. Aus psychologischer Sicht handelt es sich dabei um eine gelernte Schutzreaktion. Wer früh erlebt, dass Verlässlichkeit Nähe und Anerkennung bringt, während Verletzlichkeit eher Irritationen auslösen kann, verschiebt die eigenen Gefühle in den Muskeltonus.

Körperliche und emotionale Schutzmechanismen stehen oft am Beginn: Wilhelm Reich beschrieb bereits in den 1930er-Jahren den »Muskelpanzer« als Ausdruck chronischer Anspannung, die unbewusst als Verteidigung gegen emotionale Verletzungen entsteht.[6] Hält diese Anspannung über längere Zeit an, prägt sie Verhaltensmuster und verstärkt Schmerzen.

Annas Mann sagte mir einmal leise: »Ich weiß gar nicht mehr, wie ich sie berühren soll, ohne dass es wehtut.« Auch das ist eine Folge von Schmerz: Er macht Nähe kompliziert.

Als Anna begann, jeden Abend zwei Minuten bewusst zu atmen, die Schultern sinken zu lassen und sich erst dann um die To-do-Liste zu kümmern, passierte etwas Unspektakuläres und doch Entscheidendes: Ihr Nervensystem merkte sich, dass Sicherheit nicht erst nach der letzten Aufgabe, sondern im ersten Atemzug beginnt. Es trat allmählich ein Gefühl von »Es ist genug« ein.

Ein anderes Beispiel ist Paul, ein junger Sportler. Er stürzte und verletzte sich das Knie. Medizinisch war nach einigen Monaten alles verheilt, die MRT-Bilder zeigten nichts Auffälliges – und doch meldete sich sein Knie weiter, der Schmerz blieb. Das Gehirn hatte gelernt: »Bewegung bedeutet Gefahr.« Forschende nennen dieses Phänomen »Schmerzgedächtnis«.[7] Die Erwartung (»Gleich passiert's wieder«) und die gesteigerte Aufmerksamkeit (»War das gerade ein Stich?«) verstärken die Empfindung. Es entsteht ein Kreislauf aus Hypervigilanz – ein Zustand erhöhter Wachsamkeit und ständiger Alarmbereitschaft – und Schonhaltung: Bewegungen werden vorsichtiger, das Vertrauen in den eigenen Körper schwindet.

Pauls Teamkollegen schauten ihn mitleidig an, mieden ihn aber auch. »Ich fühle mich wie ein Ersatzspieler in meinem eigenen Leben«, sagte er. Das soziale Umfeld will schützen – und verstärkt doch oft ungewollt den Rückzug.

Während der Therapie fand Paul in kleinen, geplanten Schritten zurück in die Bewegung: erst ein sicherer Schritt barfuß auf warmem Parkett, dann zwei Stufen, später eine Runde um den Block. Jeder gelungene Schritt war wie ein neues Kapitel für ihn:

»Ich bewege mich – und es passiert nichts Schlimmes.« Mit jeder gelungenen Erfahrung erhält das Gehirn neues Material, um das alte Muster zu überschreiben.

Migräne im Urlaub – danke fürs Timing!

Auch Stress spielt eine Rolle. Viele erleben es: Wochenlang Dauerstress – und ausgerechnet im Urlaub kommt die Migräne. Die Medizin nennt das »let-down headache«[8]: In sehr stressigen Zeiten läuft das System auf Hochtouren. Sobald die Dauerbelastung endet, melden sich aufgestaute Signale. Kein persönliches Versagen, sondern ein Nachholen des Nervensystems.

Ich erinnere mich an eine Mutter, die jahrelang Beruf, Kinder und die Pflege ihrer Eltern balancierte. Als die Pflegetätigkeit endete, wurde ihr Alltag ruhiger – und gerade dann begann ihr Kopf zu hämmern. Ihr Mann verstand die Welt nicht mehr: »Jetzt, wo sie endlich frei hat, liegt sie flach.« Auch das Umfeld braucht Aufklärung – damit Entlastung nicht mit Versagen verwechselt wird. Wir vereinbarten Mikro-Übergänge: ein bewusstes Ausatmen im Auto, bevor sie den Motor abstellt; drei sanfte Nackenbewegungen, bevor sie die Haustür öffnet; fünf Minuten im Sessel, bevor sie über Urlaubspläne spricht. Das sind keine großen Gesten, sondern kleine Brücken zwischen »funktionieren« und »fühlen«.

Tipps für Mikro-Übergänge im Alltag:

- Nach dem Kommen/Gehen: bewusster Atemzug
- Vor dem Betreten von Räumen: 3 Nackenbewegungen
- Vor einer neuen Aufgabe: 1 Minute Sitzen oder bewusstes Dehnen
- Nach dem Beenden einer Tätigkeit: kurzer Körper-Scan
- Wählen Sie 1–2 Mikro-Übergänge aus und notieren Sie sie sichtbar im Alltag.

Treue Rücken – warum Trauer schwer wiegt

Es gibt auch die Last der Trauer, die körperlichen Schmerz auslösen kann. Josef verlor nach langer Krankheit und Pflege seine Partnerin. Seitdem spürte er eine unsichtbare Last im Rücken – als würde er sie körperlich tragen. Trauer verändert Schlaf, Muskeltonus, den gesamten Organismus. Oft entsteht unbewusst eine innere Logik: Für Josef wurde der Schmerz zum Symbol seiner anhaltenden Treue, Verbundenheit und Liebe.

Psychologisch lässt sich dies gut erklären: Trauer betrifft nicht nur den Geist, sondern den gesamten Organismus. Wo einst Nähe und Zuwendung waren, entsteht eine Lücke, die der Körper mit Anspannung zu füllen versucht. Die Muskeln übernehmen, was innerlich keinen Halt findet.

Doch die Verbundenheit zu der geliebten Person muss nicht als Druck im Rücken wohnen, sondern kann auch einen anderen Ausdruck finden. Rituale und Erinnerungsobjekte können helfen, die Beziehung in eine neue Form zu überführen.[9] Als Josef begann, kleine Spaziergänge an den gemeinsamen Lieblingsorten zu machen, spürte er: »Ich trage sie nicht mehr – ich gehe mit ihr.« Sein Rücken wurde nicht sofort frei, aber weicher. Und Weichheit ist oft der erste Schritt, bevor die Kraft zurückkehrt.

Hochsensibel, hochkompliziert

Lea ist eine junge Musikerin, die mir erzählte, dass sie jedes Detail der Welt als Reiz erlebt – vom Knarren der Stühle über das Summen der Neonlampen bis zum süßlich-schweren Duft des Kolophoniums. Diese feine Wahrnehmung ist eine Gabe für ihr musikalisches Schaffen – zugleich aber auch eine Quelle der Überlastung.

Individuelle Merkmale wie die von Elaine Aron beschriebene Hochsensibilität[10] beeinflussen die Schmerzverarbeitung. Menschen mit erhöhter sensorischer Verarbeitung erleben Reize intensiver, reagieren schneller mit Überlastung und müssen besonders auf individuelle Strategien zur Reizregulation achten. Der Körper reagiert sonst mit Spannung, flacher Atmung und erhöhter Alarmbereitschaft – was wiederum Schmerzen verstärken kann.[11]

Leas Freund sagte: »Ich wusste nie, ob ich sie beschützen oder beruhigen sollte – oder beides.« Auch Partner brauchen Orientierung, wie sie unterstützen können, ohne zu überfordern.

Für Lea erwies es sich als hilfreich, eine gezielte Selbstregulation zu üben: Mikro-Pausen in den Tagesablauf einzubauen, individuelle Reizschwellen selbst zu erkennen und sich bewusst Rückzug zu erlauben. Wir vereinbarten jeden Tag eine Stunde tiefe Ruhe, einen Spaziergang (ohne Musik im Ohr), klare Absprachen, wann Nähe guttut – und wann Alleinsein heilsamer ist. Das Ziel ist nicht, »weniger empfindlich« zu werden, sondern die eigene Sensibilität so zu steuern, dass sie tragfähig bleibt.

Praktische Handlungsanweisung:

- Vereinbaren Sie mit Ihren Angehörigen feste Tageszeiten für einen kurzen Check-in: Wie geht es mir gerade? Was brauche ich jetzt?
- Legen Sie körpersprachliche Signale für Ruhe/Nähe fest (zum Beispiel ein Gegenstand, Kopfhörer, Zettel »Bitte nicht stören«/»Gespräch willkommen«).
- Besprechen Sie gemeinsam nach einer Woche: Was hat gut funktioniert, wo braucht es Anpassung?

Schmerzgedächtnis: Das Gehirn als Drama-Queen

Manchmal bleibt der Schmerz, obwohl die Ursache längst behoben ist. Wie bei Frau Schmidt. Nach einer Bandscheiben-OP erklärten die Ärzte sie für »geheilt«. Die Narben waren unauffällig, die Bilder ohne Befund. Doch der Rücken meldete sich weiter – beim Aufstehen, nach kurzen Wegen, am Abend in der Stille.

Mehrere psychologische Mechanismen spielten zusammen: Zuwendung, Medikamente, Angst und Schonung.

Die Aufmerksamkeit durch den Ehemann verstärkte unbeabsichtigt Frau Schmidts Schmerzwahrnehmung. Schon Wilbert Fordyce zeigte, dass Zuwendung Schmerzen stabilisieren kann, ohne dass dies bewusst geschieht.[12]

Zudem bildet die Logik »starker Schmerz – schnelle Linderung durch Medikamente« manchmal ein Muster der negativen Verstärkung: Das System lernt, laut zu »rufen«, um Hilfe zu erhalten.[13]

Zudem bewegte sich Frau Schmidt nach der OP vorsichtiger – aus Furcht, erneut etwas »kaputt zu machen«. Kurzfristig beruhigend, aber langfristig führte diese Schonung zu Kraftverlust und neuen Beschwerden – ein klassisches Angst-Vermeidungs-Muster.[14]

Der Ausweg begann leise. Die Zuwendung durch den Ehemann erfolgte zunehmend als Reaktion auf mutige Schritte, nicht auf Rückzug: »Ich sehe, wie du dich heute getraut hast, fünf Minuten zu gehen.« Er lernte, Fortschritte zu loben und Überfürsorge zu zügeln. Medikamente kamen geplant und frühzeitig zum Einsatz – nicht erst am Schmerzgipfel. Bewegung wuchs in kleinen Dosen: sitzen – stehen – gehen – Pause. Nach acht Wochen sagte Frau Schmidt: »Ich habe wieder das Gefühl, dass mein Rücken zu mir gehört – und nicht ich zu ihm.«

Chronischer Schmerz ist selten das Ergebnis eines einzelnen Faktors. Vielmehr wirkt er wie ein Orchester, in dem mehrere Instrumente zu laut spielen. Lang anhaltende Belastung führt dazu, dass die Erregbarkeit im Schmerzsystem steigt. Durch die Überempfindlichkeit des Nervensystems – bezeichnet als »zentrale Sensitivierung«[15] – erscheinen Reize, die früher kaum spürbar waren, plötzlich laut und bedrohlich. Das erklärt, warum Schmerzen bleiben können, obwohl das Gewebe längst verheilt ist.

Schmerz ist (k)eine Privatsache

Wir alle beobachten, wie andere mit Schmerzen umgehen. Wird über Beschwerden gesprochen oder geschwiegen? Wird Schonung belohnt oder Aktivität? Solche Muster prägen unbewusst, wie wir selbst reagieren. Psychologisch heißt das »beobachtendes Lernen«.Für die Behandlung bedeutet das: Auch Angehörige, Freunde und Therapeuten sind wichtige Vorbilder. Wenn schmerzfreie Bewegung, Ausdauer oder entspannte Kommunikation mit dem Schmerz gezeigt und positiv verstärkt wird, übernimmt das Gehirn diese Muster – umgekehrt kann eine betonte Schonung ungewollt zur Verstärkung der Beschwerden beitragen. Gruppentherapie, Paarinterventionen oder Familiengespräche können gezielt das beobachtende Lernen für einen therapeutischen Effekt nutzen.[16]

»Ich werde nie wieder gesund«: Solche Sätze wirken wie innere Alarmsirenen. Psychologen sprechen von Katastrophisieren[17]. Grübeln, Vergrößern und das Gefühl der Hilflosigkeit verstärken die Aufmerksamkeit auf Symptome, führen zu Vermeidung und sorgen dafür, dass wir den Schmerz noch präsenter spüren. Am Anfang ist Schmerz oft eindeutig – wie ein schriller Alarm, der sofort Aufmerksamkeit fordert. Wir stolpern, schneiden uns oder heben zu schwer – und der Schmerz zwingt uns, kurz innezuhalten. Sinnvoll, oder?

Doch was, wenn der Alarm weiterheult, obwohl die Gefahr längst vorbei ist? Viele Betroffene beschreiben ihre Schmerzen Monate nach einer Verletzung oder Operation nicht mehr als akutes Signal, sondern als ständigen Hintergrundton: dumpf, ziehend, immer präsent. »Sensitivierung« nennt die Wissenschaft dieses Phänomen.[18] Das Nervensystem hat seinen Verstärker hochgedreht: Reize, die früher leise waren, klingen plötzlich laut. Und es unterscheidet nicht mehr zuverlässig zwischen Gefahr und Entwarnung.

Ein Bild hilft: Stellen Sie sich vor, jemand dreht den Lautstärkeregler eines Radios auf Maximum – und jeder kleine Ton wird zur Störung. Nicht, weil Sie überempfindlich wären, sondern weil das System falsch eingestellt ist.

Psychologisch entsteht daraus ein Teufelskreis: Die Aufmerksamkeit richtet sich auf jedes Ziehen und Zucken, die Bewegungen werden vorsichtiger, manchmal sogar vermieden, und auf lange Sicht sinkt das Vertrauen in den eigenen Körper.

Planbare, sichere Bewegungen liefern dem Gehirn neue Beweise: »Ich bewege mich – und nichts passiert.« Jede Erfahrung senkt die Lautstärke des Alarms. In der Praxis heißt das: statt »bis zur Grenze« lieber »in die Sicherheit«. Ein Spaziergang, der nicht erschöpft. Eine Dehnung, die nicht erschreckt. Eine Mini-Übung am Morgen, die den Tag freundlich eröffnet.

Das Tor im Rückenmark – Einlass nur für VIP-Signale

Warum fühlt sich derselbe Schmerz mal schlimmer und mal erträglicher an? Die Antwort liefert die berühmte Gate-Control-Theorie von Ronald Melzack und Patrick Wall[19].

Stellen Sie sich im Rückenmark ein Tor vor, durch das Schmerzsignale zum Gehirn wandern. Dieses Tor ist kein starres Bauwerk – es reagiert. Wenn wir uns stoßen und instinktiv über die betroffene Stelle reiben, passiert Folgendes: Andere Nervenbahnen funken gleichzeitig und schwächen das Schmerzsignal. Das Tor schließt sich ein Stück. Umgekehrt kann Stress oder Angst das Tor weit öffnen – und selbst kleine Reize wirken schmerzhaft.

Das Spannende daran ist, dass dieses Tor nicht nur auf äußere Reize reagiert, sondern auch auf unsere innere Welt. Stress, Angst und negative Erfahrungen öffnen es weit; Freude, Sicherheit und Ablenkung halten das Tor geschlossen.[20] Unsere Gedanken, Gefühle und soziale Sicherheit beeinflussen den Schmerz. Wer sich gehalten fühlt, spürt denselben Reiz schwächer. Schmerz ist kein fixes Signal, sondern ein dynamisches Erlebnis – und wir haben mehr Einfluss darauf, als wir denken.

Ein gutes Beispiel hierfür ist der Zahnarztbesuch: Wer beim Zahnarzt voller Anspannung im Stuhl liegt, erlebt schon das Geräusch des Bohrers als Schmerzverstärker. Wer dagegen vertraut, abgelenkt oder beruhigt ist, spürt denselben Reiz weniger intensiv.

Manchmal reagiert der Körper, obwohl der Kopf längst weiß: »Es ist vorbei.« Ein Geräusch, ein Geruch, ein vertrauter Ort – und schon zieht sich der Nacken zusammen oder der Rücken verkrampft.

Das ist kein Mysterium, sondern Psychologie. Unser Nervensystem verknüpft in belastenden Zeiten neutrale Reize mit Schmerz oder Gefahr. Fachleute sprechen von assoziativem Lernen.[21] Der Klang einer Tür, das Parfum eines Menschen oder das Quietschen eines Bodens kann später ausreichen, um Spannung auszulösen – auch wenn objektiv keine Gefahr mehr besteht. Im Schmerzmanagement werden gezielte Konfrontationsübungen genutzt, um solche erlernten Verknüpfungen schrittweise aufzulösen. Indem Patienten beispielsweise wiederholt einen bisher gemiedenen Auslösereiz in sicherem Rahmen erleben, lernt das Nervensystem, dass »der Geruch« oder »das Geräusch« keine Gefahr mehr bedeuten muss. So kann das Schmerzgedächtnis durch neue neutrale Erfahrungen überschrieben werden.

Dabei kann es sehr hilfreich sein, die Trigger schrittweise neu zu erleben (Exposition) und Übergänge zu gestalten. Kleine Rituale können helfen, den Körper umzuprogrammieren. So lernt er, dass Erinnerung zum aktuellen Zeitpunkt keine Gefahr mehr bedeutet. Ich empfehle in solchen Situationen gern, drei »Anker« zu wählen: eine Bewegung, einen Satz, einen Blickpunkt. Zum Beispiel die Schultern loszulassen, den Satz »Ich bin sicher« immer wieder in die Gedanken einzubauen oder aus dem Fenster in den Himmel zu sehen.

So entsteht langsam ein neues Muster: Erinnerung muss nicht Alarm heißen. Der Körper darf lernen, Vergangenes als Vergangenheit zu erkennen.

Pausenkompetenz statt Heldenpose

Unsere Kultur liebt Leistung. Wer funktioniert, gilt als stark. Wer ausfällt, muss sich erklären. Das prägt auch den Umgang mit Schmerzen.

Männer schweigen oft länger, weil Stärke mit Unverletzlichkeit gleichgesetzt wird. Frauen hingegen tragen häufig zusätzliche unsichtbare Last – die Verantwortung für Familie, Pflege, Organisation. Studien zeigen, dass genau diese Rollenmuster beeinflussen, wie Schmerz wahrgenommen und behandelt wird.[22]

Infolgedessen fühlen sich viele Betroffene doppelt belastet – durch den Schmerz selbst und durch die Scham, nicht »normal« leistungsfähig zu sein. Der Schmerz erscheint dann nicht nur als körperliches Signal, sondern auch als gesellschaftliches Stigma. Doch Schmerz ist kein persönliches Versagen, sondern eine Rückmeldung des Systems. Gesellschaftlich ist es wichtig, darüber zu sprechen (»Ich spüre meine Grenze«) und eine gelebte Struktur (Pausen, Vertretungen, Entlastung) zuzulassen, damit Selbstfürsorge wirklich möglich ist – ohne das Stigma. Unternehmen profitieren davon, die »Pausenkompetenz« zu fördern, denn die Ausfallzeit sinkt in der Regel, wenn Mitarbeiter klüger regenerieren.

Das soziale Umfeld kann heilen – oder erschöpfen. Partner, Kinder, Freunde sind keine Statisten, sondern Mitspielende. Darum beziehe ich sie als Psychologin gern mit ein.

Angehörige von Schmerzpatienten sollten folgende Dinge wissen:

- Zuwendung ist wichtig – aber knüpfen Sie sie an Fortschritt, nicht nur an Beschwerden. »Ich sehe, wie mutig du heute warst.«
- Fragen Sie kooperativ: »Wobei fühlst du dich sicher – und wobei brauchst du mich?« So erhält die betroffene Person ihre Autonomie zurück.
- Vermeiden Sie dauerhafte Komplettentlastung. Sie ist gut gemeint, aber langfristig schwächt sie. Bieten Sie »Hilfe auf Zeit« an – und bauen Sie sie gemeinsam wieder ab.
- Sprechen Sie über Grenzen. Auch Angehörige dürfen müde sein. Ehrlichkeit schützt vor stiller Verbitterung – und damit vor zusätzlichem Schmerz im System.

In einem Gespräch mit Lea und ihrem Freund übten wir eine einfache Sequenz: Er fragt nicht mehr impulsiv »Wie geht's dir?«, woraufhin sie ihren inneren Körperscan startet und intensiver Schmerz spürbar wird.

Stattdessen vereinbarten wir feste Check-in-Zeiten und eine Art »grünes Licht«: Wenn Lea Kopfhörer trägt, wünscht sie sich Ruhe. Wenn sie keine Kopfhörer trägt, ist Nähe willkommen. Ein kleines, klares Signal, durch das beide Beteiligten sich sofort entlastet fühlten. Kommunikation ist oft die beste Therapie für Beziehungen.

Die vorangehenden Beispiele zeigen, wie individuell, vielschichtig und oft herausfordernd psychologische Schmerzbewältigung im Alltag sein kann. Trotzdem gibt es Kernstrategien, die sich aus wissenschaftlichen Erkenntnissen und klinischer Erfahrung immer wieder als hilfreich erwiesen haben.

Geschichten wie die von Anna, Paul, Lea, Josef oder Frau Schmidt machen sichtbar: Es geht darum, alte Muster zu erkennen, neue Erfahrungen zu ermöglichen und schrittweise Kontrolle und Lebensqualität zurückzugewinnen.

Chronischer Schmerz ist wie ein Labyrinth: Je länger man darin feststeckt, desto auswegloser erscheint es. Doch Psychologie zeigt: Was gelernt wurde, lässt sich auch wieder verlernen – Schritt für Schritt.

Im Folgenden werden fünf zentrale Wege vorgestellt, mit denen Betroffene – unabhängig von ihrer persönlichen Geschichte – psychologische Schmerzbewältigung aktiv gestalten und die Verbindung zwischen Erkenntnis, praktischer Anwendung und individuellem Erleben herstellen können.

Fünf Wege zur psychologischen Schmerzbewältigung

1. *Kognitive Umstrukturierung – Gedanken überprüfen*
   Viele Betroffene kennen Sätze wie: »Das wird nie wieder besser« oder »Ich mache alles nur schlimmer«. Diese inneren Stimmen wirken wie kleine Katastrophenmeldungen ohne Faktencheck, das schon erwähnte Katastrophisieren[23]. Studien zeigen: Wer lernt, solche Gedanken zu hinterfragen, reduziert Angst und fühlt sich weniger ausgeliefert.
2. *Achtsamkeit – den Schmerz beobachten, statt gegen ihn zu kämpfen*
   In achtsamer Haltung wird Schmerz nicht als Feind betrachtet, sondern als Welle, die kommt und geht. Forschungen zeigen, dass Achtsamkeit Stress reduziert, Stimmung verbessert und die Wahrnehmung des Schmerzes weniger bedrohlich macht.[24]
3. *Bewegung – Sicherheit trainieren*
   Viele schonen sich aus Angst, den Schmerz zu verschlimmern. Doch genau das verstärkt das Problem. Besser ist: kleine, planbare Bewegungen. Nicht »bis zur Grenze gehen«, sondern posi-

tive Gegenbeweise sammeln: »Ich bewege mich – und nichts Schlimmes passiert.« Diese Methode heißt »graduierte Exposition« und ist nachweislich wirksam.[25]

4. *Soziale Entlastung – Unterstützung, die stärkt*
   Zuwendung ist wichtig. Aber sie sollte nicht allein an Schmerz gebunden sein. Angehörige können lernen, Fortschritte zu bestärken: »Ich sehe, wie du dich heute getraut hast.« So verliert der Schmerz seine Rolle als Eintrittskarte zur Nähe.[26]

5. *Narrative Integration – die eigene Geschichte neu erzählen*
   Die gezielte Reflexion und das strukturierte Aufschreiben der eigenen Schmerzerfahrungen werden heute als wirkungsvolle Ergänzung zur psychologischen Schmerztherapie genutzt. Beim therapeutischen Schreiben[27] ordnen Betroffene ihre Erlebnisse, Gefühle und Bewertungen und können so Kontrollverlust überwinden, Sinn finden und emotionale Regulation verbessern. Narrative Verfahren sind besonders dann wertvoll, wenn Schmerz zum zentralen Lebenskapitel geworden ist und neue Entwicklungsräume eröffnet werden sollen.

Keiner dieser Wege ist spektakulär. Doch gemeinsam bilden sie einen neuen Pfad: kleine Schritte, die aus dem Labyrinth hinausführen.

Fazit

Schmerz ist mehr als ein körperliches Signal. Er spiegelt, wo wir zu viel getragen, zu selten innegehalten, zu oft funktioniert haben.

Gerade darin liegt Hoffnung: Schmerz ist kein Feind, den man bekämpfen muss, sondern eine Stimme, die – richtig gehört – zur Verbündeten werden kann. Er macht sichtbar, was im Alltag unterging: das Bedürfnis nach Ruhe, nach Anerkennung, nach Selbstfürsorge.

Psychologische Verfahren können helfen, diese Stimme neu zu verstehen – nicht, um sie zum Schweigen zu bringen, sondern um ihr die richtige Bedeutung zu geben. So wird Schmerz vom ständigen Störenfried zum präzisen Hinweisgeber: unbequem, aber wertvoll.

*Kerstin Klopstech (*1976) lebt in München und arbeitet seit fast 20 Jahren in leitender Funktion in einem Automobilkonzern. Sie verfügt über fundierte psychologische Expertise (Psychologin, M. Sc.) und verbindet ihre Managementerfahrung mit einem tiefen Verständnis für Stress, Belastung und die Wechselwirkung zwischen Körper und Seele. So entsteht eine Perspektive, die Führung, Menschlichkeit und die unsichtbaren Grenzen moderner Arbeitswelten auf besondere Weise zusammenführt.*

Raus aus dem Schmerz-Karussell

Wir wissen es doch alle: Körper, Geist und Seele sind untrennbar miteinander verknüpft – aber wenn der Arzt fragt, wie es einem psychisch so geht, reagieren viele, als hätte er gerade behauptet, man bilde sich den Schmerz nur ein. »Was soll das heißen? Ich bin doch nicht verrückt!«

Keine Sorge, niemand behauptet das. Aber: Chronische Schmerzen sind oft das Resultat eines unheiligen Dreiecks aus körperlicher, seelischer und sozialer Dauerbelastung. Schmerz ist nicht einfach nur Schmerz – er ist auch eine Art Alarmanlage für Stress.

Wenn wir dauerhaft unter Druck stehen, schaltet der Körper in den Überlebensmodus: Die Muskeln spannen sich an – oft, ohne dass wir es merken. Bleibt diese Anspannung lange bestehen, verkürzen sich die Muskeln, sie kleben zusammen wie kalte Spaghetti und drücken auf Sehnen, Faszien und Knochenhaut. Das tut weh, schränkt die Beweglichkeit ein und raubt uns Energie.

Das Ganze funktioniert übrigens in beide Richtungen: Wer ständig Stress hat, dessen Muskeln verkrampfen sich auch im Ruhezustand. Besonders fies ist das, wenn man bereits ein Problem mit der Hüfte oder einem anderen Gelenk hat. Denn dann drücken die verspannten Muskeln die Knochen noch stärker gegeneinander – ein bisschen so, als würde man in einem alten Auto die Bremsen anziehen und gleichzeitig Vollgas geben. Das geht eine Weile gut, aber irgendwann raucht der Motor.

Je länger dieser Zustand anhält, desto weniger funktioniert die Versorgung der Gelenke – sie bekommen zu wenig »Treibstoff«. Stellen Sie sich vor, Sie haben einen Porsche oder Ferrari, aber die Benzinzufuhr läuft nur noch auf Sparflamme. Sie geben Gas, aber statt eines kraftvollen Motorsounds kommt nur ein müdes Stottern.

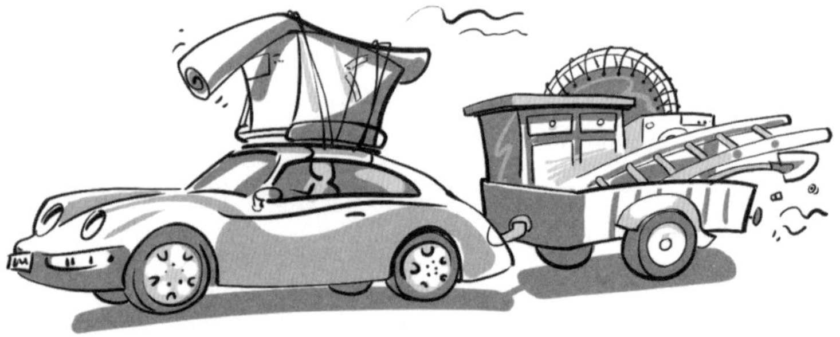

So wird aus einem ursprünglichen Gelenkproblem ein ganzheitliches Dilemma: Die Bewegung schmerzt, also bewegt man sich weniger. Weniger Bewegung bedeutet schlechtere Durchblutung und noch mehr Muskelverspannung. Und schon ist man gefangen in einem Teufelskreis, der dazu führt, dass selbst kleinste Belastungen Schmerzen auslösen.

Wie kommen wir da raus?

Die Standardlösung in einem solchen Fall ist eine Spritze direkt an der Schmerzstelle. Kann helfen – kurzfristig. Das Schmerzsignal wird unterbrochen, und wer weniger Schmerzen hat, hat mehr Lust auf Bewegung. So kann die Spirale vielleicht schon ein wenig gebremst werden.

Aber eine Spritze allein reicht selten aus. Denn wenn ein chronischer Schmerz sich erst einmal gemütlich eingerichtet hat, braucht es mehr als das sprichwörtliche Pflaster – nämlich einen neuen Umgang mit dem eigenen Körper. Genau hier kommt die eigentliche Therapie ins Spiel.

Schmerz-Coaching statt Schmerz-Diktat

Wenn ein Patient mit Schulterproblemen zu mir kommt, dann frage ich nicht nur: »Wo tut's weh?« Sondern auch: »Wie ist der

Schmerz entstanden? Was wurde schon ausprobiert? Und was machen Sie mit dieser Schulter eigentlich – Tennisspielen? Geige spielen? Oder einfach nur den ganzen Tag am Schreibtisch sitzen?«

Die Antworten darauf sind entscheidend. Denn eine Therapie kann nur dann funktionieren, wenn sie in den Alltag passt. Es bringt nichts, jemandem dreimal täglich 30 Minuten Übungen zu verschreiben, wenn das Leben dafür keinen Platz lässt. Ebenso wenig reicht es, ihn einfach zur Physiotherapie zu schicken und zu hoffen, dass es sich damit erledigt.

Meine Aufgabe als Therapeut ist es nicht, gute Ratschläge zu erteilen, sondern gemeinsam mit dem Patienten einen gangbaren Weg zu finden – einen, den er auch wirklich gehen kann. Manchmal bedeutet das, neue Methoden auszuprobieren, den Blickwinkel zu ändern oder schlichtweg anzuerkennen, dass Schmerz nicht nur eine körperliche, sondern auch eine persönliche Erfahrung ist.

Schmerz ist subjektiv – und das ist okay

Ich frage meine Patienten oft, wo ihr Schmerz auf einer Skala von eins bis zehn liegt. Das klingt banal, hilft aber enorm. Denn Schmerz ist nicht messbar wie der Blutdruck – was für den einen ein leichtes Zwicken ist, fühlt sich für den anderen an wie eine Kettensäge im Rücken.

Und genau darum geht es: den Schmerz nicht als isoliertes Problem zu sehen, sondern im Gesamtbild des eigenen Lebens. Denn hinter jeder »plötzlich« schmerzenden Bandscheibe steckt oft eine lange Vorgeschichte – die eben nicht mit dem Hochheben der Waschmaschine begann, sondern mit Monaten oder Jahren an Überlastung.

Die gute Nachricht? Genau dort setzt die Lösung an. Mit dem richtigen Mix aus Bewegung, Entspannung, guter Betreuung –

und der Erkenntnis, dass Schmerz nicht das letzte Wort haben muss.

Von Gelenken, Muskeln und Biomechanik

Wenn man denkt, ein Bandscheibenvorfall sei einfach »plötzlich da«, dann ist das ungefähr so, als würde man glauben, ein Damm breche ohne vorherige Risse im Mauerwerk. So ist es keineswegs! Der Körper gibt uns viele Warnsignale, aber wir sind oft zu beschäftigt, um sie ernst zu nehmen.

Erst fühlt sich der Rücken ein bisschen steif an. Dann zwickt es mal hier, mal da. Dann hat man das Gefühl, nach einem langen Tag sei der Rücken »müde«. Aber na gut, das geht ja mit ein bisschen Dehnen oder Wärme wieder weg, also kein Grund zur Panik. Bis es dann plötzlich richtig kracht.

Stellen wir uns das mal anders vor: Wenn in einem alten Haus Risse in der Wand auftauchen, dann kann man natürlich anfangen, den Putz zu erneuern. Das sieht kurzfristig besser aus, aber jeder Bauingenieur weiß: Das eigentliche Problem sitzt tiefer. Vielleicht ist das Fundament abgesackt, vielleicht gibt es strukturelle Schwächen – und wenn man das nicht behebt, kommen die Risse immer wieder.

Das bedeutet: Wer nur die Bandscheibe behandelt, der bekämpft ein Symptom, aber nicht die Ursache. Schmerzmittel, Schonung und klassisches Rückentraining sind dann wie eine neue Schicht Putz auf einer brüchigen Wand. Es mag kurzfristig helfen, aber es löst das Problem nicht.

Die eigentliche Lösung sieht anders aus: Im ersten Schritt muss die Beweglichkeit des betroffenen Gelenks wiederhergestellt werden! Erst im zweiten Schritt geht es darum, die Muskulatur zu aktivieren, und zwar die richtige Muskulatur. Das funktioniert nicht durch stumpfes Muskeltraining, sondern nur über gezielte Bewegungsmuster, die die tiefe Muskulatur wieder ins Spiel bringen.

Das Problem ist nur: Dieses Wissen ist noch viel zu wenig verbreitet. Die meisten Orthopäden schauen nur auf die Bandscheibe, die Physiotherapeuten konzentrieren sich auf sichtbare Muskelkraft, und die Radiologen dokumentieren den Schaden, ohne den Weg dorthin zu beschreiben.

Es ist also höchste Zeit, dass wir beginnen umzudenken: Nicht die Bandscheibe selbst ist die Ursache des Problems – sondern das gesamte System drum herum!

Unsere Wirbelsäule ist ein Meisterwerk der Statik, aber sie hat eine Besonderheit: Sie ist auf Bewegung ausgelegt, nicht auf Stillstand. Und genau das ist das Dilemma unserer modernen Lebensweise.

Schauen wir uns das mal genauer an. Die Wirbelsäule ist nicht einfach nur ein Turm aus Knochen mit ein paar weichen Puffern dazwischen. Sie ist ein lebendiges, dynamisches Konstrukt aus Gelenken, Bändern und Muskeln, die sich gegenseitig stützen. Und was passiert, wenn ein Gelenk nicht mehr richtig bewegt wird? Richtig – es rostet ein.

Genau das sehen wir im MRT: Die Bandscheibe, einst ein fröhliches, federndes Kissen zwischen zwei Wirbeln, wird immer platter und spröder, weil die Bewegung fehlt. Das Gelenk blockiert, die tiefe Muskulatur kann an dieser Stelle nicht mehr angesteuert werden und verkümmert.

Es wird also höchste Zeit, dass wir unser Verständnis von Rückenschmerzen überdenken. Weniger Drill, weniger »Trainier dich gesund«-Mentalität, mehr biomechanisches Feingefühl. Denn der Körper ist keine Maschine, die einfach mit mehr PS läuft, wenn man sie nur oft genug in die Werkstatt schickt. Er ist ein komplexes Zusammenspiel – und das gilt es zu verstehen.

Wenn Sie also das nächste Mal einen Radiologenbericht in der Hand halten, in dem nur von »Bandscheibenprolaps L5/S1« die Rede ist, dann wissen Sie: Da fehlt noch eine Menge Geschichte, die vorher passiert ist. Erst wenn die erzählt und verstanden ist, kann sie zu einem Happy End führen.

Krafttraining als Lösung?

Häufig werden bei Rückenschmerzen gezielte Muskelübungen zum Stärken der betroffenen Stelle empfohlen. Bei diesen Übungen werden jedoch nur die Muskeln trainiert, die ohnehin noch aktiv sind, die unmittelbare Umgebung des betroffenen Gelenks bleibt inaktiv. Das Training verstärkt das bestehende Ungleichgewicht zwischen aktiven und inaktiven Muskelbereichen.

Man kann sich das vorstellen wie eine Gruppe von Kollegen, die ein gemeinsames Projekt stemmen sollen. Manche sind übermotiviert und übernehmen fleißig die Aufgaben, während andere einfach nur rumsitzen und nichts tun, weil sie auch nicht dazu aufgefordert werden. Das führt zu Frust, Überlastung und letztlich dazu, dass das gesamte System nicht mehr funktioniert. Genau so läuft es auch in der Muskulatur: Die aktiven Muskeln werden immer stärker, die passiven immer schwächer – und das Ungleichgewicht wächst.

Genau das ist das Paradoxe: Man trainiert fleißig, macht brav die empfohlenen Übungen – und trotzdem bleibt der Schmerz. Oder er wird sogar schlimmer. Warum? Weil das eigentliche Problem, nämlich die Inaktivität der tiefen Muskulatur rund um das betroffene Gelenk, überhaupt nicht angegangen wird.

Wir müssen beim Training umdenken: Statt stumpf Muskeln aufzubauen, die ohnehin schon aktiv sind, müssen wir lernen, die richtigen Muskeln wieder ins Team zu holen. Und das geht nur, wenn wir verstehen, dass Stabilität nichts mit Kraft zu tun hat – sondern mit Beweglichkeit.

Man stelle sich vor, man hätte eine quietschende Tür. Statt sie zu ölen, würde man einfach die Tür kräftiger gegen den Rahmen drücken, in der Hoffnung, dass das Geräusch aufhört. Ergibt keinen Sinn, oder? Genau das passiert aber bei klassischen Rückenübungen.

Was wir stattdessen brauchen, ist eine Art »Ölwechsel« für die Wirbelsäule. Und das geht nur über Bewegung. Nicht mit Gewichten, sondern mit gezielten Mobilisationsübungen, die das blockierte Gelenk wieder in Gang bringen.

Erst wenn die Bewegung möglich ist, kann auch die tiefliegende Muskulatur wieder arbeiten. Und dann – aber wirklich erst dann – kann man mit gezieltem Training die Stabilität wiederherstellen.

Der Bauch stärkt den Rücken

Schauen wir uns das mal genauer an: Viele glauben, eine starke Rückenmuskulatur sei das A und O für eine stabile Wirbelsäule. Aber wenn das stimmen würde, dann müssten Menschen mit einem muskulösen Rücken ja nie Rückenschmerzen haben. Und was sehen wir? Auch Bodybuilder, Bauarbeiter oder Sportler mit kräftigem Rücken haben Bandscheibenprobleme.

Warum? Weil die eigentliche Haltearbeit gar nicht von den Rückenmuskeln kommt, sondern von der tiefen Bauchmuskulatur! Die Bauchmuskeln sind viel größer und stärker als die Rückenmuskeln. Allein aufgrund ihrer viel größeren Hebelwirkung ist es sinnvoll, nicht die Rückenmuskeln, sondern die zentralen und seitlichen Bauchmuskeln zu trainieren, um den Rumpf stabil zu halten und zu stärken.

Dabei sind die geraden Bauchmuskeln, die jeder als Sixpack kennt, gar nicht so wichtig. Viel entscheidender sind die tiefen, quer verlaufenden und schrägen Bauchmuskeln. Sie umschließen den Rumpf wie ein natürlicher Gewichthebergürtel. Wenn sie aktiv sind, stützen sie die Wirbelsäule, entlasten die Band-

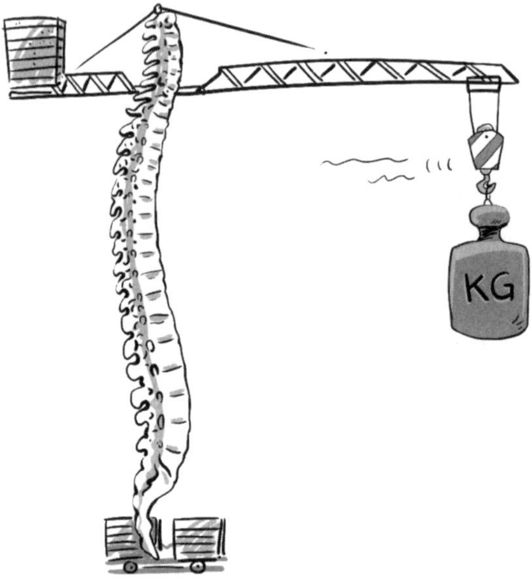

scheiben und sorgen dafür, dass die gesamte Bewegungskette funktioniert.

Jetzt kommt der spannende Teil: Die meisten Menschen trainieren ihre Bauchmuskeln völlig falsch! Sit-ups und Crunches? Schön für die Optik, aber völlig ungeeignet für die Stabilität. Denn sie stärken vor allem die oberflächlichen Muskeln, während die tiefe Bauchmuskulatur weiterhin nicht richtig arbeitet.

Das ideale Training für einen stabilen Rumpf besteht also nicht aus den Übungen, die man aus klassischen Bauchmuskel-Workouts kennt, sondern strebt ein gezieltes Ansteuern der tiefen Muskulatur an – und das gelingt am besten durch kontrollierte, exzentrische Bewegungen.

Wenn sie richtig arbeiten, erzeugen die tiefen Bauchmuskeln eine Art inneren Druck, der die Bandscheiben entlastet und die Wirbelsäule stabilisiert – und zwar viel effektiver als jede Rückenübung es je könnte. Sie sorgen für Beweglichkeit UND Schutz. Wenn sie jedoch zu schwach oder falsch trainiert sind, führt das genau zu den Problemen, die wir vermeiden wollen.

Die Lösung ist also nicht: »Trainiere deinen Rücken, damit er stark genug ist.« Sondern: »Aktiviere und trainiere deine tiefen Bauchmuskeln, damit dein Rücken gar nicht erst überlastet wird.«

Denn wer sein Haus auf ein stabiles Fundament stellt, muss später keine Risse in den Wänden reparieren.

Ein wenig Exzentrik darf gern sein

Wir haben schon erwähnt, dass sich die tiefe Bauchmuskulatur am besten durch exzentrische Übungen ansteuern lässt. Hier liegt der Schlüssel: Während sich die meisten Menschen unter Muskeltraining das klassische »Hoch und runter« eines Gewichts vorstellen – also eine konzentrische Bewegung, bei der sich der Muskel verkürzt –, ist es eigentlich die exzentrische Phase, die für Stabilität und Schutz sorgt.

Bei einer exzentrischen Muskelbewegung verlängert sich der Muskel unter Belastung. Ein gutes Beispiel ist das kontrollierte Herabsenken beim Klimmzug oder das langsame Nachgeben beim Bergabgehen. Hierbei müssen die Muskeln aktiv bremsen – und genau das ist die Art der Muskelarbeit, die wir für eine gesunde Wirbelsäule brauchen.

Warum? Weil exzentrische Bewegung nicht nur Kraft aufbaut, sondern auch die tiefe Muskulatur anspricht. Diese Muskeln sitzen nahe an der Wirbelsäule und sind für die feine Stabilisation zuständig. Wird ein Gelenk blockiert, schalten sie sich ab – und genau hier beginnt der Teufelskreis: Die stabilisierenden Muskeln sind nicht mehr aktiv, also muss die oberflächliche Muskulatur übernehmen. Diese ist aber nicht für Dauerstabilität gemacht, sondern für Bewegung. Das Ergebnis? Verspannungen, Fehlhaltungen und letztlich Schmerzen.

Die Lösung liegt daher nicht im klassischen Krafttraining, sondern in einer Kombination aus Mobilisation, exzentrischer Muskelarbeit und gezielter Aktivierung der tiefen Bauch- und Rückenmuskulatur. Wer das verstanden hat, erkennt: Ein stabiler Rücken beginnt nicht im Fitnessstudio mit schweren Gewichten – sondern mit Bewegungskontrolle und der richtigen Art des Trainings.

Fitnessstudios – Fluch oder Segen?

Rund elf Millionen Menschen in Deutschland sind in Fitnessstudios angemeldet.[28] Wie viele davon wirklich regelmäßig trainieren? Gute Frage – ich tippe mal auf die Hälfte. Die anderen zahlen fleißig ihre Beiträge und betreiben passives Muskeltraining (sprich: Sie finanzieren das Studio und hoffen auf Muskeln durch Osmose).

Wie man vielleicht merkt, ist meine Haltung zu Fitnessstudios eher kritisch. Meine Frau sieht das differenzierter, also will ich versuchen, mich in ihre Denkweise hineinzufühlen und die Sache fair zu beleuchten.

Zunächst die wichtigste Frage: Warum tun sich Menschen das an?

Die einen wollen aussehen wie der Held aus einem Marvel-Film, die anderen einfach nur gesund bleiben. Und dann gibt es noch die, die nach der dritten Rücken-OP verzweifelt versuchen, wieder geradeaus zu laufen. Oder die eine Möglichkeit suchen, im Alter mobil zu bleiben. Letzteres ist unbestritten sehr wichtig!

Prinzipiell ist Bewegung super – das Problem ist, *wie* trainiert wird. Im Fitnessstudio werden Kurse, freies Krafttraining oder das berühmt-berüchtigte Gerätetraining angeboten. Und genau Letzteres ist der Punkt, bei dem ich mit den Augen rolle.

Warum? Isoliertes Krafttraining am Gerät klingt erst mal chic. Man setzt sich in eine futuristische Maschine, stellt ein paar Gewichte ein und trainiert damit gezielt eine ganz bestimmte Muskelgruppe. Zum Beispiel den Oberschenkel mit der Beinpresse. Oder den Bizeps mit Hanteln. Oder die Brustmuskeln mit der Brustpresse.

Klingt sinnvoll, oder? Ist es aber nicht. Warum? Weil der Körper im Alltag nie so arbeitet!

Wenn ich zum Beispiel meine Beine benutze, dann doch nicht, indem ich mich auf einen gepolsterten Sitz klemme und mit einem Widerstand kämpfe. Ich laufe, springe oder steige Treppen – und dabei sind immer mehrere Muskelgruppen im Einsatz.

Gut, jetzt könnte man einwenden, dass der Körper einerseits seine Alltagsbewegungen erledigt, aber wohl nichts gegen eine zusätzliche gezielte Stärkung einzelner Muskelgruppen spreche. Doch so einfach ist es leider nicht.

Das isolierte Training hat einige Nebenwirkungen, die einem im Kleingedruckten nicht erklärt werden:

- **Unnatürliche Bewegungsmuster:** Die Muskeln werden gezielt auf etwas trainiert, was sie im echten Leben nie tun würden. Ergebnis? Ein staksiger, unnatürlicher Gang oder nach vorne gezogene Schultern.
- **Muskeldysbalancen:** Wer nur Brust, Bizeps oder Oberschenkel pumpt, vergisst dabei oft die Gegenspieler – und zack, ziehen verkürzte Muskeln den Körper in Schieflage.
- **Mehr Druck auf Gelenke:** Einzelne Muskeln werden so stark, dass sie die beteiligten Gelenke überfordern – eine unmissverständliche Einladung an Arthrose und Bandscheibenprobleme.

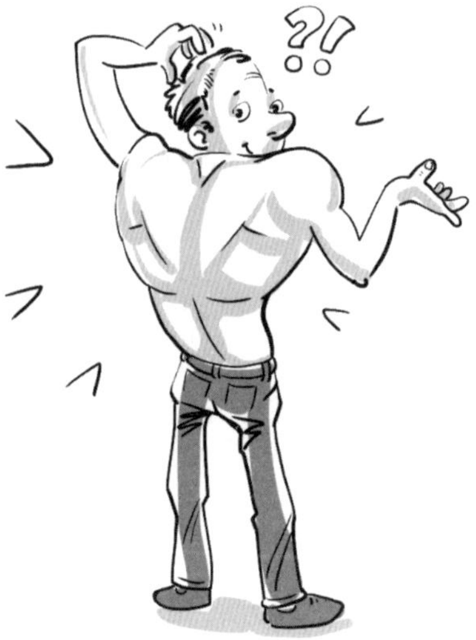

Schauen wir uns ein klassisches Beispiel an: Bizeps-Curls. Klingt harmlos, oder? Was viele aber nicht bedenken, ist die Tatsache, dass der Bizeps – wie der Name schon sagt – aus *zwei* Muskelsträngen besteht, einem kurzem und einem langen. Beim klassischen »Pumpen« im Fitnessstudio wird nur der kurze Muskel trainiert. Der lange ist arbeitslos. Wird dieses Ungleichgewicht über einen längeren Zeitraum intensiv verstärkt, wirken zu starke einseitige Kräfte auf die vier Muskeln der sogenannten Rotatorenmanschette ein, die wie bei einem Joystick den »Knauf« des Oberarmknochens in der »Fassung« des Schultergelenks hält. Das Ergebnis: Die Rotatorenmanschette kann den Oberarmkopf nicht mehr richtig in der Gelenkpfanne zentrieren. In der Folge kommt es zu Schmerzen und Bewegungseinschränkungen, die Verletzungsgefahr sowie das Risiko für Gelenkverschleiß und Arthrose steigen.

Ein anderes anschauliches Beispiel ist die Brustpresse – gern auch von Frauen praktiziert, die sich davon eine straffere Brust versprechen. Wenn sie es mit dieser Übung übertreiben, bekommen sie zwar einen voluminösen Brustmuskel – durch die Verkürzung aber zugleich nach vorne gezogene Schultern, die wiederum die Brust eher nach unten drücken. Begleiterscheinungen sind Hohlkreuz und Rundrücken. Klingt sexy? Nicht wirklich.

Die Lösung: Training mit Verstand

Statt isoliertem Krafttraining braucht der Körper natürliche, alltagsnahe Bewegungen, bei denen mehrere Muskelgruppen auf einmal aktiviert werden.

- **Hochziehen und Hochstemmen:** Perfekt! Trainiert den ganzen Körper – so, wie es die Natur vorgesehen hat.
- **Schlingentraining (TRX oder Slingtrainer), Petzi-Ball oder freie Übungen:** Hier muss der Körper Stabilität selbst erzeugen. Und das macht ihn stark.
- **Bewegung im Alltag:** Wer sich im Büro auf den Armlehnen seines Stuhls hochdrückt, trainiert mehr Muskeln als an jeder Maschine im Studio.

Was heißt das also? Wir sollten uns mehr bewegen, aber dabei stärker auf unseren von der Natur ziemlich perfekt konstruierten Körper als auf Maschinen hören. Muskelaufbau ist gut, aber er sollte kein Selbstzweck sein und nicht auf Kosten der Gelenke forciert werden. Und: Ganzkörpertraining ist tausendmal besser als ein isoliertes Training. Jede isolierte Bewegung kann langfristig Schaden anrichten. Ein Training mit freien Bewegungen, ohne maschinelle Unterstützung, bei der möglichst viele Muskelgruppen gleichzeitig gefordert werden, ist ideal.

Ganzkörpertraining ist der Schlüssel. Wenn wir dem Körper viele verschiedene Reize bieten, fordert das nicht nur die Muskulatur, sondern auch das Gehirn – die gesamte Körperwahrnehmung ist gefordert. Jeder Muskel arbeitet im Zusammenspiel, und genau das ist es, was uns unsere Natur mitgegeben hat. Denn unsere Vorfahren mussten sich an Felsen hochziehen, auf der Flucht vor wilden Tieren auf einen Baum klettern oder im Wasser schwimmen, und dafür war der ganze Körper gefordert. Wenn wir jetzt in der Fitness-Ecke eine Hantel anheben und den Bizeps trainieren, ist das so unnatürlich wie ein Vogel, der versucht, sich zu Fuß fortzubewegen. Es funktioniert, aber es ist nicht das, wozu unser Körper ursprünglich konstruiert wurde, und tut uns – wie dem Vogel – auf Dauer nicht gut.

An dieser Stelle möchte ich dann doch noch ein gutes Wort über den Boom der Fitnessstudios loswerden: Zum Glück verändert sich der Trend langsam, und die Zeiten, in denen an maschinenartigen Geräten trainiert wurde, in denen man fest angeschnallt war und isolierte Muskelgruppen ansteuerte, gehören zunehmend der Vergangenheit an. Früher war es fast schon ein Statussymbol, so ein Rudergerät oder eine Beinpresse zu besitzen – heute setzen immer mehr Studios auf ein offenes Trainingssystem, bei dem man mit flexiblen Geräten wie Zugapparaten oder freien Gewichten arbeitet.

Das ist definitiv ein Schritt in die richtige Richtung, weil diese Art des Trainings den gesamten Körper in seine natürlichen Bewegungsabläufe einbindet und somit eine viel funktionalere Kraftentwicklung fördert. Aber auch wenn bestimmte Geräte jetzt ein bisschen »aus der Mode« kommen, ist es wichtig, den Unterschied zu verstehen: Training an Maschinen hat oft wenig mit den realen Anforderungen unseres Körpers zu tun. Wenn man mit freien Übungen trainiert, fordert das die Muskulatur viel komplexer und vielseitiger heraus. Der Körper muss sich selbst stabilisieren, was gerade für Gelenke und die Wirbelsäule viel gesünder ist.

Auch hierin liegt jedoch eine Herausforderung, denn nicht jeder kann mit offenen Systemen gleich gut umgehen, vor allem ohne kompetente Anleitung. Aber wenn man es richtigmacht, ist diese Art des Trainings der deutlich klügere Weg, um nicht nur die Muskeln, sondern auch die Gelenke auf eine gesunde Weise zu stärken.

Der Mensch merkt schnell, ob es läuft oder nicht – und meistens gibt es dann auch eine klare Konsequenz. Natürlich kann weder die Patientin oder der Patient noch der Therapeut jeden Morgen alle Gelenke einzeln durchchecken, das wäre ja auch ein bisschen zu viel des Guten. Aber was wir tun können, ist, unseren Körper besser kennenzulernen, zu verstehen, wie unsere Gelenke ticken, was sie brauchen und wie wir ihnen auf die Sprünge helfen können. Wenn wir das erst mal draufhaben, wissen wir auch, worauf wir im Alltag achten sollten und was wir für uns selbst tun können, damit es uns besser geht. Und ja, das hilft auch dabei, beim Arztbesuch nicht nur mit Nicken zu reagieren, sondern bei Zweifeln gezielt nachzufragen.

Ein kleiner Ausflug in die Neuroathletik

Lust auf ein kleines Experiment? Dann suchen Sie sich einen Mitspieler und los geht's:

1. Stellen Sie sich ganz entspannt auf, Füße etwa hüftbreit auseinander. Beugen Sie den Oberkörper nach vorne und versuchen Sie, mit den Händen so nah wie möglich an Ihre Füße zu kommen – keine Sorge, nicht jeder muss dabei den Boden erreichen. Dann richten Sie sich wieder auf.
2. Jetzt kommt der Clou: Ihr Mitspieler hält einen Stift in etwa einem Meter Abstand vor Ihre Nase und bewegt ihn langsam nach links und rechts. Ihre Aufgabe: den Stift währenddessen ganz fix mit den Augen verfolgen – etwa eine Minute lang.

3. Clou Teil 2: Lassen Sie Ihre Zunge durch sämtliche Ecken und Winkel Ihrer Mundhöhle kreisen – über die Innenseiten der Wangen, am Gaumen entlang, entlang der Zähne. Ganz wichtig: Den Stift weiterhin nicht aus den Augen lassen. Etwa eine Minute so weitermachen.
4. Wiederholen Sie dann die erste Übung von Punkt eins: Beugen Sie sich erneut nach vorne, die Fingerspitzen in Richtung Zehen. Und, merken Sie etwas?

Die meisten werden sich beim zweiten Versuch viel leichter nach unten beugen können als beim ersten. Wie kann das sein? Hier kommt die Neuroathletik ins Spiel! Diese spannende Disziplin setzt auf die Idee, dass der Körper in jeder Situation versucht, sich zu schützen. Sobald er sich irgendwie bedroht fühlt, macht er einen Rückzieher – und dann wird alles schwieriger. Reize wie der Stift, der vor der Nase hin und her schwingt, lassen unseren Körper quasi »auf Alarm« schalten, und das beeinträchtigt unsere Bewegungen.

Neuroathletik will genau diese Schutzmechanismen des Gehirns ansprechen – durch Training, versteht sich. Dabei geht es darum, das Gehirn so zu schulen, dass es Bewegungen als sicher erkennt und sie dadurch leichter ausführen kann. Wie funktioniert das? Ganz einfach – durch eine Art Ablenkung. Wenn wir den Stift im Blick behalten und gleichzeitig mit der Zunge unseren Mundinnenraum erkunden, ist unser Gehirn mit diesen Aufgaben so beschäftigt, dass es sich über eine mögliche »Gefahr« beim Nach-vorne-Beugen nicht auch noch sorgen kann. Stattdessen denkt es: »Ach, du kannst ruhig noch ein Stück weiter runtergehen, alles gut!«

Wissenschaftlich ist der Effekt noch nicht vollends bewiesen, aber im Leistungssport wird Neuroathletik schon fleißig eingesetzt. Und auch wenn Sie es vielleicht nicht sofort glauben, spüren Sie sicherlich, wie viel unser Gehirn mit unserer Bewegungsfähigkeit zu tun hat. Wer hätte gedacht, dass man sich durch Zungenschwingen beim Stiftverfolgen plötzlich besser runterbeugen kann, oder?

Training in Balance – die Kunst der Symmetrie

Kennen Sie das Gefühl, ein perfektes Musikstück zu hören? Bestimmt haben Sie schon mal ein Mischpult gesehen – das Gerät, mit dem Musiker den Sound anpassen: Höhen, Tiefen, Mitten – eine Vielzahl von Reglern sorgt dafür, dass das Stück genau richtig klingt. So ähnlich funktioniert es auch mit unserer Muskulatur.

Stellen Sie sich Ihre Muskulatur wie ein Mischpult vor: Auf der rechten Seite der Wirbelsäule haben wir kräftige Muskeln, auf der linken eher schwächere. Unser Ziel? Die schwächere Seite stärken, damit beide Seiten in Balance sind. Und wie machen wir das? Genau, wir drehen am Regler und trainieren die schwache Seite.

Doch hier kommt der Haken: Statt den Regler nur für die schwache Seite hochzudrehen, trainieren wir üblicherweise beide Seiten gleichmäßig. Dreimal rechts, dreimal links – und plötzlich geht der gesamte Körper in den »Lautstärkebereich«. Das Resultat: Die Dysbalance bleibt bestehen, weil wir die Schwächen nur verstärken. Was wir brauchen, ist eine Art Muskeleinstellungs-Training, das die Ungleichgewichte ausgleicht, den Regler sozusagen zurückstellt.

Aber als Patient merkt man das oft nicht. Wir sehen keine Zahlen, keine klaren Werte und haben kein Gefühl dafür, wie viel mehr wir auf der schwächeren Seite investieren müssen. Deshalb ist es wichtig, bei Beschwerden im ersten Schritt professionell die Symmetrie überprüfen zu lassen. Nur so wissen wir, wie wir die

Balance zwischen den beiden Seiten wirklich wiederherstellen können.

In meiner therapeutischen Praxis haben wir zusammen mit einem Team über 6000 Patienten untersucht. Dabei haben wir den Ausgangszustand der Muskulatur jedes einzelnen Patienten untersucht, analysiert und ein maßgeschneidertes Trainingsprogramm für jeden entwickelt und begleitet. Im Ergebnis zeigte sich eine klare Verbesserung der Muskulatur-Symmetrie. Schritt für Schritt drehten wir den Regler, passten die Muskulatur an und konnten so die Balance zwischen den beiden Seiten erreichen.

Das zeigt: Ein entsprechendes Training sollte, vor allem zu Beginn, immer unter professioneller Begleitung erfolgen – mit Fokus auf die schwächere Seite. So stellen wir sicher, dass das gesamte Training auf eine gesunde Muskulatur abzielt und die Balance aufrechterhalten wird.

Nur auf diese Weise kann die Wirbelsäule gleichmäßig stabilisiert werden. Das ist die beste Vorbeugemaßnahme gegen Rückenschmerzen und einen unschönen Klassiker, auf den wir im Folgenden zu sprechen kommen: den Bandscheibenvorfall.

Wenn der Bandscheiben-Burger aus der Form gerät

Stellen Sie sich vor, Sie halten einen frisch zubereiteten Burger in der Hand. Saftiges Fleisch (für Vegetarier oder Veganer darf es auch etwas anderes sein), Salat und Zwiebeln, eine würzige Ketchup-Sauce, alles perfekt arrangiert. Doch beim ersten Bissen passiert es – Sie kennen das: Das Fleisch flutscht hinten aus dem Burger, der Ketchup tropft auf den Teller, und plötzlich hält der ganze Burger nicht mehr zusammen. Der perfekt gebaute Leckerbissen gibt nach und verliert die Form.

Genau das Gleiche passiert bei einem Bandscheibenvorfall. Unsere Bandscheiben, die weichen, stoßdämpfenden »Puffer« zwischen den Wirbeln, sollten eigentlich stabil und flexibel in ihrem »Brot« – also dem Wirbelgelenk – liegen. Doch durch Überlastung oder falsche Bewegungen kann es passieren, dass der Gallertkern der Bandscheibe herausgedrückt wird – ähnlich wie das Fleisch, das hinten aus dem Burger rutscht. Und plötzlich ist die stabilisierende Funktion der Bandscheibe nicht mehr gegeben, die Beweglichkeit der Wirbelsäule leidet, und Schmerzen setzen ein.

Schlimmer noch: Unser Körper hat die sinnvolle, aber manchmal unangenehme Angewohnheit, alles auszusondern, was er nicht braucht. Wenn ich meinen Bizeps nicht trainiere, wird er halt immer kleiner. Das Gleiche passiert mit der Bandscheibe: Wenn sie sich nach hinten wölbt und ihre Funktion nicht mehr erfüllt, wird sie nicht mehr richtig versorgt. Sie verliert Feuchtigkeit, trocknet aus und wird spröde. Damit kann sie ihre Aufgabe als Stoßdämpfer zwischen den Wirbeln aber erst recht nicht mehr erfüllen. Die Wirbelsäule hat dann an dieser Stelle keinen (vollständigen) Puffer mehr, und das Rückenschmerz-Drama nimmt seinen Lauf.

Im schlimmsten Fall – wenn eine Bandscheibe komplett ausfällt – bilden sich an den Wirbeln knöcherne Auswüchse, die sogenannten Spondylophyten. Klingt elegant, macht aber keine Freude, denn die Spondylophyten können den Raum für das Rückenmark und die Nerven verengen und das Nervensystem langfristig schädigen. Höchste Zeit, den Teufelskreis zu durchbrechen!

Schauen wir uns also an, was genau passiert, wenn der Gallertkern einer Bandscheibe nach außen tritt, warum das Ganze wie der überlaufende Burger ist, und vor allem, wie wir es schaffen, die »Burger-Zutaten« wieder zurück an ihren Platz zu bringen, damit alles wieder stabil und funktional ist. Ein Bandscheibenvorfall ist nicht das Ende der Welt – es kommt darauf an, wie man damit umgeht. Und manchmal ist es wie beim Burger: Mit der richtigen Technik bekommt man ihn wieder in Form!

Ein erfahrener Hamburger-Esser hat seine eigenen Tricks: Anstatt einfach nur reinzubeißen, dreht er den Burger nach dem ersten Bissen um 180 Grad und beißt dann von hinten ab, vielleicht noch von der Seite und zwischendurch wieder von vorne. So sorgt er dafür, dass der ganze Belag an seinem Platz bleibt und nicht auf den Händen oder gar auf dem Boden landet. Das erfordert ein gewisses Feingefühl. Denn, wie jeder weiß: Wer beim Burger-Essen kein Geschick an den Tag legt, bekommt Chaos statt Genuss.

Mit der Bandscheibe ist es ganz ähnlich. Wenn der Kern herausgerutscht ist, muss er wieder in seinen Kanal zurück. Wie kann das gelingen? Mit Feingefühl und Geschick! Ein versierter Physiotherapeut kann von hinten sanften Druck auf die Bandscheibe ausüben, damit sie wieder an ihre ursprüngliche Position zurückfindet. Zugegeben: In manchen Fällen ist die Bandscheibe schon zu weit vorgewölbt oder der Kern schon ganz herausgeflossen, wie bei einem sogenannten sequestrierten Vorfall. Dann wird es schwierig! In den meisten Fällen hat man aber sehr gute Chancen, dass sie sich noch zurückschieben lässt – vorausgesetzt, man bringt auch die Gelenke, zwischen denen die Bandscheibe sitzt, wieder in Bewegung.

Wie geht das nun konkret? Bei einem Burger können wir einfach die Brötchenhälften auseinanderziehen, das Fleisch wieder zurückschieben und dann alles schön zusammenklappen. Kann der Therapeut nun also einfach in die Wirbelsäule reingreifen und die herausgeflutschte Bandscheibe zurückschieben? Natürlich nicht! Aber es gibt ein paar altbewährte Tricks, die uns dabei helfen können. Diese Tricks kommen vom anderen Ende der Welt – funktionieren aber auch bei uns ganz hervorragend!

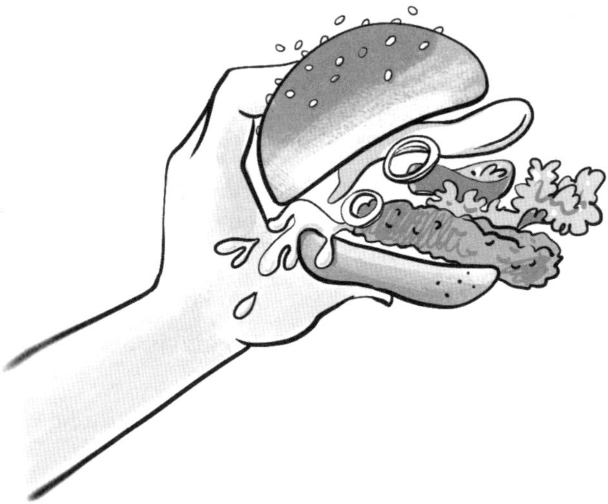

Viele Grüße aus Neuseeland

Der neuseeländische Physiotherapeut Robin McKenzie (1931–2013) hat mit seiner bahnbrechenden »Mechanischen Diagnose und Therapie (MDT)« die Welt der Rückenschmerzen revolutioniert.[29] Im Land nebenan leistete der Australier Geoffrey Maitland (1924–2010) mit seinen neuen Ansätzen in der manuellen Therapie bedeutende Beiträge.[30] Die Techniken, die die beiden entwickelten, haben sich in der Praxis bestens bewährt.

Wenn jemand mit einem Bandscheibenvorfall in meine Praxis kommt, sehe ich das schon, wenn er zur Tür hereinkommt: Der Patient geht in einer Schonhaltung, leicht nach vorne gebeugt, als würde er Platz für die Bandscheibe schaffen wollen – wie der Burger, den man nach dem ersten Bissen nach oben kippt, damit nichts rausfällt. Der Therapeut hat nun die Aufgabe, den Patienten langsam wieder aufzurichten, damit die Wirbel sich wieder richtig ausrichten können.

Leider werden Bandscheibenvorfälle in Deutschland trotz aller Erkenntnisse auch heute noch regelmäßig falsch behandelt. Die klassische Erstversorgung sieht so aus: Der Patient wird liegend gelagert, oft in einer sogenannten Stufenlagerung, mit einem Wärmekissen im Rücken. Die Wärme hilft zwar kurzfristig, weil sie die Muskulatur entspannt und sich das angenehm anfühlt, aber was passiert dann? Dank der gelockerten Muskulatur und der Erdanziehungskraft – nach unten – bewegt sich die Bandscheibe noch weiter nach unten beziehungsweise hinten. Langfristig wird die Situation also verschlechtert!

Was wir stattdessen brauchen, ist – und das ist extrem wichtig – eine Streckung der Wirbelsäule. Denn nur durch diese Streckung ziehen sich die Wirbel auseinander, sodass sich die Bandscheibe wieder zurück an ihren Platz bewegen kann – wie bei dem Burger, den man mit einem sanften Handgriff repariert.

Das bedeutet, wir brauchen Übungen, die uns dabei helfen, die Wirbelsäule zu strecken und die Gelenke wieder beweglich zu machen. Hier kommen die tiefen Bauch- und Rückenmuskeln ins Spiel, von denen bereits die Rede war.

Die richtige Bewegung kann nicht nur helfen, die Position der Bandscheibe zu korrigieren, sondern auch den in die Umgebung ausstrahlenden Schmerz zurück in die Mitte der Wirbelsäule verschieben. Übungen wie die »Kobra« aus dem Yoga oder Rückbeugen im Stehen können dazu beitragen, den Druck auf die Nerven zu reduzieren und die Bandscheibe wieder in ihre ursprüngliche Position zu bringen. Das ist die Kernidee der McKenzie-Therapie: den Körper mit gezielten Streckübungen in seine natürliche Beweglichkeit zurückzuführen.

Und das Beste: McKenzie setzt auf eine aktive Teilnahme des Patienten. Statt den Patienten passiv im MRT zu untersuchen oder in teuren Behandlungen hängen zu lassen, entwickeln Therapeut und Patient gemeinsam einen Plan. So kann der Patient oft schon mit einfachen Übungen selbst etwas zur Verbesserung beitragen. Und es ist sichergestellt, dass die Übungen auch mit seinem Alltag, seinen Möglichkeiten und Bedürfnissen kompatibel sind und nicht nur eine gut gemeinte Empfehlung bleiben.

Maitland geht einen etwas anderen Weg, indem er sich auf die manuelle Therapie konzentriert. Hier übernimmt vor allem der Physiotherapeut die aktive Rolle. Aber das Ziel ist dasselbe: die Rückenstreckung, durch die sich die Beweglichkeit zurückgewinnen lässt, die die Bandscheiben entlastet und letztlich die Beschwerden lindert.

Wie ein zufällig richtig gelagerter Patient die McKenzie-Methode ins Rollen brachte

Manchmal passieren die besten Entdeckungen völlig ungeplant – so auch bei Robin McKenzie in den 1950er-Jahren. Eines Tages kam ein Patient in seine Praxis, der mit einem stark gebeugten Rücken und heftigen Beinschmerzen durch die Tür schlurfte. Typischer Fall von Bandscheibenvorfall, dachte sich McKenzie.

Da das Wartezimmer gerade voll war, schickte er den Patienten schon mal in einen Behandlungsraum und bat ihn, sich auf die Liege zu legen. McKenzie dachte dabei an eine bequeme Position für den Rücken – der Patient aber interpretierte die Anweisung etwas anders: Er legte sich auf den Bauch, mit durchgestrecktem Rücken. Keine Haltung, die McKenzie normalerweise empfohlen hätte.

Doch nach ein paar Minuten passierte etwas Unerwartetes. Der Patient stellte erstaunt fest, dass seine bis in die Beine ausstrahlenden Schmerzen plötzlich weg waren! McKenzie, ebenso überrascht wie sein Patient, wurde neugierig. Konnte es sein, dass eine einfache Rückenstreckung die Lösung für so viele Rückenprobleme war?

Das ließ ihm keine Ruhe. Also begann er, systematisch mit verschiedenen Bewegungen zu experimentieren, und entdeckte, dass bestimmte Haltungen – besonders Streckbewegungen – die Schmerzen nicht nur linderten, sondern sie auch aus den Beinen zurück in die Mitte der Wirbelsäule »ziehen« konnten.

Diese zufällige Beobachtung war die Geburtsstunde der McKenzie-Methode (MDT), die heute weltweit eingesetzt wird, um Menschen mit Wirbelsäulenproblemen zu helfen. Und das alles nur, weil ein Patient sich »falsch« hingelegt hat!

Was uns im Innersten zusammenhält: Faszinierende Faszien

Faszien! Mein ganzes Berufsleben lang haben mich diese geheimnisvollen Fasern begleitet. Nur hat früher niemand groß darüber geredet. Man sprach einfach vom »Bindegewebe« – als wäre das eine amorphe Masse, irgendwo zwischen nützlich und lästig. Dabei ist der Begriff »Faszien« gar nicht neu. Er stammt schon aus dem 19. Jahrhundert, fristete aber ein Schattendasein in Anatomiebüchern, während die Mediziner munter durchs Gewebe schnitten, als wäre es nur Verpackungsmaterial.[31]

Erst in den letzten Jahrzehnten dämmerte es der Wissenschaft: Moment mal, diese Faszien sind ja nicht einfach nur Füllstoff, sondern hochaktive Strukturen! Und dann kam der große Faszien-Hype – so ein bisschen wie Avocado-Toast: erst lange übersehen, dann plötzlich überall.

Wie Faszien endlich ins Rampenlicht kamen

Bis in die frühen 2000er hinein war das Thema Faszien eher ein Geheimtipp unter Forschern. Aber dann begannen Wissenschaftler wie der Humanbiologe Robert Schleip, mit modernen bildgebenden Verfahren genauer hinzuschauen – und siehe da: Faszien sind keine langweiligen Hüllen, sondern spielen eine zentrale Rolle bei Bewegung, Schmerzempfinden und Körperhaltung.

Damit wurde es Zeit, den Begriff Bindegewebe zu spezifizieren: Das Bindegewebe ist sozusagen die große Familie, und die Faszien sind die besonders talentierten Cousins, die alles im Körper vernetzen. Ein im wahrsten Sinne des Wortes faszinierendes System, das Muskeln, Organe und Knochen miteinander verbindet, stabilisiert und sogar Informationen weiterleitet.

Auch wenn Faszien als Begriff erst spät zum Star wurden, wusste man schon lange, dass im Körper Strukturen existieren, die irgendwie wichtig sind und die sich beeinflussen lassen. In den 1920ern entwickelte die Krankengymnastin Elisabeth Dicke die Bindegewebsmassage – heute als subkutane Reflextherapie bekannt. Ihre Erkenntnis: Wer die richtige Stelle massiert, kann erstaunlich viel im ganzen System bewirken.[32]

Man muss sich das vorstellen: Während in der modernen Forschung Hightech-Geräte die Faszien ins Rampenlicht rücken, arbeiteten Therapeuten damals (wie heute) mit den Händen – und erzielten beachtliche Erfolge. Die Krankengymnastin und Ärztin Hede Teirich-Leube, eine weitere Pionierin auf diesem Gebiet, entwickelte die Methode weiter und verfeinerte die Techniken.[33]

Ohne dass man sich dessen bewusst war, ging es auch damals schon um Faszien. Wie muss man sich diese wichtigen Strukturen unseres Körpers eigentlich vorstellen?

Das Supernetz unseres Körpers

Wer die Gelegenheit hat, einmal beim Metzger hinter die Theke blicken zu dürfen, bekommt eine ziemlich anschauliche Faszien-Demo. Dort liegen Filetstücke mit einer dünnen, fast durchsichtigen Haut darüber und durchzogen von feinen Strukturen – genau das ist Fasziengewebe! Es spannt sich um Muskeln, hält sie zusammen und sorgt für Gleitfähigkeit.

Faszien sind nicht einfach nur einzelne Häutchen, die hier und da Muskeln umwickeln – nein, sie sind ein einziges riesiges Netzwerk. Ein bisschen so, als sei unser Körper von einem eingebauten Spinnennetz durchwirkt, das sich von Kopf bis Fuß zieht. Die Hirnfaszie geht nahtlos in die Rückenmarksfaszie über, diese verbindet sich mit der Spinalnervfaszie, die sich wiederum in die Thoraxfaszie einfügt, und so weiter. Faszien mit fließenden Übergängen, die im gesamten Körper mitwirken, innen wie außen.

Faszien sind überall! Sie befinden sich nicht nur an den Muskeln, sondern auch in Knochen, Gelenken, Knorpeln, Organen – sogar das Zwerchfell und die Bauchorgane sind davon durchzogen.

Früher haben Ärzte dieses Gewebe einfach durchgeschnitten, ohne groß nachzudenken. Hauptsache, man kam an den Muskel oder das Organ heran. Dass das langfristig vielleicht nicht die beste Idee war, wurde erst später klar. Denn wenn man eine Faszie durchtrennt, vernarbt der Schnitt, und das Gewebe wird an der Stelle unelastisch. Die kontraktile Funktion der Faszie wird gestört, sie verhärtet und kann sich nicht mehr dehnen. Wenn dies beispielsweise in der Fascia thoracolumbalis geschieht, der großen, kräftigen und stabilisierenden Rückenfaszie, die wie ein großes Spannbettlaken vom unteren Brustkorb über die gesamte Lendenwirbelsäule bis zum Becken und Kreuzbein verläuft, dann führt das dazu, dass man sich nicht mehr nach vorne beugen kann. Und da sprechen wir noch nicht einmal von den vielen

Schmerzrezeptoren, die in diesem Fasziengewebe sitzen und alle in Alarmbereitschaft geraten, wenn die Faszie verletzt wird – was die Unbeweglichkeit zusätzlich steigert.

Aber all diese Zusammenhänge kannte man früher nicht. Erst vor rund 25 Jahren begann man genauer hinzusehen. Experten stellten fest: Faszien sind keine isolierten Strukturen, sondern ziehen sich wie ein Ganzkörperanzug durch uns hindurch. Sie beeinflussen, wie wir uns bewegen, wie wir Schmerzen empfinden – und vielleicht sogar, wie wir altern.

Zusammengefasst: Faszien sind die Gamechanger des Bindegewebes, das Kommunikationsnetz unseres Körpers, sie beeinflussen unsere Beweglichkeit und sind maßgeblich an unserem Wohlbefinden beteiligt. Wer seine Faszien pflegt – durch Bewegung, Massagen und die richtige Ernährung –, tut seinem Körper einen riesigen Gefallen.

So einzigartig wie ein Fingerabdruck

Jetzt wird's spannend: Faszien sind keine sturen Strukturen, sondern sie sind lernfähig! Ohne dass wir es merken, passen sie sich unserem Lebensstil an. Sitzen Sie den ganzen Tag wie ein zusammengeklappter Laptop am Schreibtisch? Glückwunsch, Ihre Faszien übernehmen genau diese Haltung als neuen Standard. Ihre Knie bleiben leicht gebeugt, die Arme angewinkelt, die Schultern nach vorne gerollt – weil Ihre Faszien denken: »Okay, das ist unser neues Normal!«

Aufgrund ihres »Gedächtnisses« machen Faszien uns einzigartig. Sie prägen unsere Bewegungen, unsere Mimik, unsere gesamte Körpersprache. Wenn man alles aus einem Menschen entfernen würde – Muskeln, Organe, Knochen – und nur das Fasziennetz übrigbliebe, könnte man ihn trotzdem noch erkennen! Die Faszien sind unser persönlicher, unsichtbarer Fingerabdruck in Bewegung.

Die Muskeln verkürzen sich, wenn man sich zu wenig bewegt. Aber auch die Faszien passen sich an – und sie lieben ihre Routine! Einfach so gegen eine festgewachsene Haltung anzutrainieren, ist etwa so effektiv, wie ein Gummiband mit purer Muskelkraft auseinanderziehen zu wollen – sobald man loslässt, schnappt es zurück.

Aber Faszien sind nicht nur anpassungsfähig, sie sind auch extrem aktiv: Sie enthalten kontraktile Elemente, wie winzige »Muskelfasern«, die sie beweglich machen. Sie dehnen sich und ziehen sich zusammen. Sie mischen bei unseren Bewegungen überaus aktiv mit und funktionieren dabei wie eingebaute Sprungfedern. Wissenschaftler haben sich gefragt, warum ein Frosch so weit springen kann, eine Antilope elegant von Stein zu Stein hüpft oder ein Känguru scheinbar mühelos mit großen Sätzen ganze Landstriche durchquert, ohne danach völlig erschöpft zu sein. Die Antwort? Nicht die Muskeln allein, sondern die Faszien!

Stellen Sie sich eine Stahlfeder vor: Wenn Sie sie zusammendrücken und loslassen, hüpft sie einmal und bleibt dann liegen – ganz nett, aber unspektakulär. Aber wenn Sie sie vorher in sich verdrehen und dann loslassen – BÄM –, explodiert sie förmlich in die Luft. Genau so funktionieren unsere Faszien.

Diese Verdrehung ist das Geheimnis hinter vielen sportlichen Höchstleistungen. Ein Hochspringer, der über 2,40 Meter springt, nutzt genau diese Spannungsenergie. Ein Baseball-Pitcher, der den Ball mit 160 Kilometern pro Stunde schleudert, holt vor dem Wurf weit aus, verdreht seinen Körper – und peng! Die gespeicherte Energie schnellt den Arm nach vorne.

Da wären wir allerdings an einem entscheidenden Punkt angelangt: Unser Fasziensystem ist extrem leistungsstark, aber nicht aus dem Nichts heraus. Da sie sich so hervorragend an unseren Lebensstil anpassen, können die Faszien einer Couch-Potato nicht plötzlich und ohne Vorbereitung die Aktivitäten eines Hochleistungssportlers unterstützen. Wenn sie dazu genötigt werden, gibt es Probleme – und Schmerzen.

Warum Faszien Schmerzen verursachen – und was man dagegen tun kann

Das Fasziensystem ist nicht nur ein elastisches Wundernetz, sondern manchmal leider auch eine echte Drama-Queen. Besonders die lumbothorakale Faszie, die sich über den ganzen Rücken zieht, kann richtig zickig werden. Sie besitzt unzählige Schmerzrezeptoren – deshalb sollten wir bei Rückenschmerzen nicht nur an die Muskeln denken, sondern vor allem an die Faszien!

Lange Zeit hat man sich auf Muskeln und Gelenke konzentriert. Erst seit etwa 20 Jahren weiß man, dass Faszien eine Schlüsselrolle bei Schmerzen spielen. Wie kann das sein? Durch das fein gewebte Netz aus elastischen, federnden Faszienfasern verlaufen nicht nur Blutgefäße, sondern auch die Lymphbahnen, unsere körpereigene Müllabfuhr. Sie versorgen die Zellen mit Nährstoffen und transportieren Schadstoffe und Abfallprodukte wieder ab.

Das Problem: Die Lymphe ist ein bisschen faul. Sie hat zwar eine eigene Pumpe, aber ihre Aktivität wird deutlich gesteigert, wenn die Muskeln in Aktion sind. Ein aktiver Körper hält den Lymphfluss also in Schwung – doch wenn sich die Muskeln verspannen, etwa nach Stunden vor dem Bildschirm oder durch eine schlechte Haltung, gerät das System ins Stocken. Die Folge? Ein Lymphstau. Und der hat Folgen.

Denn in der Lymphe schwimmt auch Fibrinogen mit – eine Substanz, die eigentlich bei Wunden zum Einsatz kommt und für die Blutgerinnung sorgt. Wenn die Lymphe ins Stocken gerät, sammelt sich das Fibrinogen an und verwandelt sich in Fibrin – einen körpereigenen Klebstoff, der zum Kitten von Wunden dient. Jetzt haben wir hier aber gar keine Wunde. Stattdessen verklebt das Fibrin munter das umliegende Fasziengewebe.

Verfilzt wie ein Wollpullover – und was Hula-Hoop damit zu tun hat

Und jetzt stellen Sie sich Ihre Faszien wie einen flauschigen, locker gestrickten Wollpullover vor – weich, dehnbar und angenehm zu tragen. Doch was passiert bei einer versehentlichen Wäsche in der zu heißen Waschmaschine? Der Pullover verfilzt, die Fasern ziehen sich zusammen, verklumpen, werden fest und unflexibel. Und genau so fühlt sich das in Ihrem Körper an, wenn die Faszien verkleben.

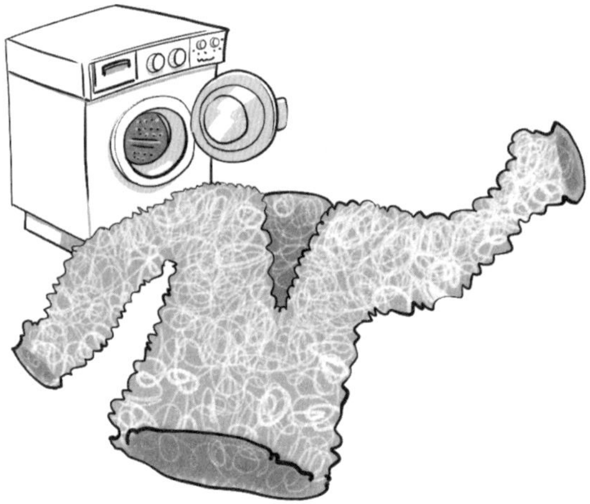

Die Muskeln, die normalerweise frei gleiten sollten, werden steif und unbeweglich. Und da die Faszien auch Nerven umhüllen, die nun gequetscht werden und nicht mehr frei laufen können, meldet sich Ihr Körper mit deutlichen Schmerzen.

Die betroffene Region fühlt sich steif und schmerzhaft an – ohne dass man so genau weiß, warum. Verspannungen, Schmerzen, eingeschränkte Beweglichkeit – all das sind Zeichen dafür, dass Ihre Faszien nicht in Bestform sind und dringend Pflege brauchen, um wieder geschmeidig zu werden. Die gute Nachricht? Mit der richtigen Bewegung und gezielter Behandlung lässt sich der Filz wieder auflockern, Schicht für Schicht – und Ihr Körper kann sich wieder so anfühlen, als hätten Sie gerade Ihren kuscheligen, frisch gewaschenen Lieblingspulli angezogen!

Wie das geht? Durch gezieltes Training, wie bei Muskeln. Aber nicht etwa durch das Stemmen schwerer Gewichte oder stumpfes Krafttraining am Gerät. Das wäre der komplett falsche Ansatz. Faszien brauchen federnde, wippende, elastische Bewegungen, die das Gewebe aktivieren und wieder in Gang bringen. Ein gezieltes, dynamisches Training mit möglichst vielseitiger, dreidimensionaler Bewegung und Schwingen unterstützt die Faszien dabei, ihre volle Kraft und Elastizität wieder zu entfalten.

Klingt neu? Ist es aber nicht! Schon vor Jahrzehnten gab es rhythmische Gymnastik, Hula-Hoop oder die Übungen des berühmten Turnvaters Jahn. All das war Faszientraining, man nannte es nur nicht so.

Wenn Sie wollen, dass die Faszien – das Supernetzwerk Ihres Körpers – flexibel und anpassungsfähig sowie möglichst gut vor Verhärtungen und Verklebungen geschützt bleiben, hier ein paar praktische Tipps:

- Bleiben Sie in Bewegung (am besten mit federnden, geschmeidigen Übungen).
- Dehnen Sie sich regelmäßig (und zwar sanft, nicht bis zur Schmerzgrenze!).
- Gönnen Sie sich eine Faszienmassage oder arbeiten Sie gezielt mit einer Faszienrolle.
- Trinken Sie genug Wasser – denn Faszien lieben Flüssigkeit!

Und scheuen Sie sich nicht, Ihren alten Hula-Hoop-Reifen wieder hervorzukramen!

Knochen, Faszien und ihre geheime Verbindung

Knochen sind nicht einfach harte, starre Teile in unserem Körper, die nur zum Stützen da sind – sie sind viel mehr! Ihre Funktionalität beruht auf professioneller Zusammenarbeit in einem gut eingespielten Team. Ein sehr lebendiges Teammitglied, das auch hier eine tragende Rolle spielt, sind die Faszien. Sie umspannen den Knochen und arbeiten aktiv mit ihm.

Ein Knochen bleibt nur gesund und funktionstüchtig, wenn die Faszien um ihn herum aktiv und vital sind. Ein Armbruch etwa stellt nicht nur den Knochen vor eine Herausforderung, sondern die umgebenden Faszien sind wie der wichtige Kumpel, der bei der Heilung hilft. Ohne sie geht es nicht! Wenn die Faszien nicht mitmachen, wird der Knochen nicht so schnell und gut heilen. Faszien arbeiten Hand in Hand mit Knochen, Gelenken und Nerven. Sie sind genauso wichtig, auch wenn sie leider immer noch zu oft übersehen werden.

Faszientherapie und dreidimensionales Training

Faszientherapie ist keine Zauberei – wenn der Physiotherapeut weiß, was zu tun ist. Der erste Schritt: Faszien in die richtige Dehnung bringen. Denn oft haben sich in schmerzhaften Bereichen ungünstige Muster eingeschlichen, die durch dreidimensionale Bewegungen wieder aufgebrochen werden können. Das geht schneller, als man denkt! Wenn die Faszien wieder elastisch und flexibel sind, kann an der Stabilität gearbeitet werden. Und voilà – die Heilung schreitet schneller voran, und der Körper fühlt sich wieder fit!

Jetzt fragen Sie sich vielleicht, was es mit diesem schon mehrfach erwähnten dreidimensionalen Training auf sich hat und warum Sie das machen sollen. Eigentlich ist auch das nichts Neues. Erinnern Sie sich an die klassischen Über-Kreuz- und Hopser-Läufe, die Sie früher im Sportunterricht gemacht haben? Sie sind ein tolles Beispiel für dreidimensionales Faszientraining. Diese Bewegungen aktivieren die Faszien und helfen ihnen, flexibel und stark zu bleiben.

Beim Fußballspielen geht es nicht nur darum, den Fuß zu bewegen. Nein, beim Schuss geht es um die gesamte Körperdrehung: Der Fußballer holt mit den Armen aus, dreht sich und schießt dann aus der Drehung heraus. Diese dreidimensionale Bewegung ist es, durch die Energie erzeugt wird.

Andere Sportarten mit deutlich dreidimensionalen Bewegungen sind etwa Kraul- oder Butterflyschwimmen – sie sind wahre Faszien-Booster. Um im Wasser zu bleiben: Auch beim Turmspringen oder Synchronspringen wird der Körper so richtig gefordert. Selbst wenn Sie diese Sportarten wahrscheinlich nicht jeden Tag ausüben, können Sie sich doch vorstellen, wie Faszien hier arbeiten. Denken Sie an die eingedrehte Sprungfeder!

Natürlich werden die Faszien auch bei allem, was mit Springen zu tun hat – sei es Stabhochsprung, Weitsprung oder Dreisprung –, richtig auf die Probe gestellt. Denn nur durch aktive Faszien lässt sich genug Energie erzeugen, um hoch oder weit zu kommen. Auch Snowboarder, die sich durch die Halfpipe schwingen, wissen, dass es ohne die Flexibilität der Faszien nicht geht. Ohne diese dreidimensionalen Bewegungen und die elastische Faszienkraft wäre das alles nicht möglich!

Die Faszien sind auch im Alltag verantwortlich für Flexibilität und Mobilität, selbst bei kleinen Bewegungen wie dem Drehen des Körpers beim Heben oder Beugen. Ohne diese dreidimensionale Flexibilität bleiben wir auf der Strecke – sprichwörtlich.

Wenn die Faszien Alarm schlagen – Neustart!

Wenn ein Patient mit Schmerzen zu mir kommt, beginnt die Reise selbstredend mit der Frage: Was genau ist los? Wo tut es weh, und was steckt dahinter? Denn, mal ehrlich, Schmerzen sind oft wie fiese kleine Irrlichter. Etwas tut weh, aber die wahre Ursache versteckt sich woanders.

Ein Beispiel: Die Niere und der Psoas, dieser starke Hüftbeugemuskel, funktionieren im Normalfall ganz geschmeidig nebeneinander. Die Niere gleitet entspannt auf dem Psoas. Wenn nun aber die Niere mit einer Entzündung kämpft, verklebt sie – und klebt fest am Psoas. Dieser Muskel sagt dann: »Oh, ich muss dich schützen!« und versteift sich. Ergebnis? Die Hüfte kann sich nicht mehr so frei beugen, wie sie sollte – und der Patient kommt zu mir, weil er denkt, das Problem liege im Hüftgelenk. Aber eigentlich hat der Psoas das Ganze angestellt, um die Niere zu schützen. Und das ist nur eines von vielen Beispielen, wo der Körper seine eigenen Tricks spielt.

Im ersten Schritt muss ich als Therapeut also zunächst internistische und ähnliche Ursachen ausschließen. Und auch im zweiten Schritt fokussiere ich nicht nur auf das schmerzende Gelenk, sondern betrachte das gesamte System. Es geht darum, Faszien, Muskeln und Nerven miteinander ins Gespräch zu bringen, sozusagen eine kleine Krisensitzung abzuhalten, um herauszufinden, warum alles nicht richtig funktioniert. Ich versuche, das Problem dreidimensional anzupacken. Das bedeutet, dass ich nicht nur auf eine einzelne Stelle schaue, sondern auf das ganze System, um es wieder in Einklang zu bringen.

Mein Ziel ist natürlich, das System wieder zum Laufen zu bringen – wie einen Computer, der hakt. Was machen Sie in einem solchen Fall? Sie starten ihn neu! Genauso funktioniert auch die fasziale Therapie. Ich setze das System zurück, wie bei einem Neustart. In manchen Fällen funktioniert das sogar sofort: Es kommt vor, dass ein Patient langsam und gebeugt in meine Praxis kommt und nach einer Stunde aufrecht wieder rausgeht – wunderbar, aber ganz ohne Magie!

Wie genau funktioniert dieser »Reset«? Natürlich ist das bei jedem ein bisschen anders, aber letztendlich ist es ganz einfach:

Handarbeit und Wissen. Manchmal genügt die Anwendung eines sogenannten Faszienstriches. Mit ausreichend Druck und Gespür bringe ich die Faszien wieder in Form, öffne sie sozusagen. Stellen Sie sich die verklebten Faszien wie eine festgezurrte Decke vor – wenn sie sich dehnt, wird alles wieder locker und beweglich. Ein paar gezielte Behandlungen, und plötzlich lassen die Beschwerden deutlich nach. Der Rücken schmerzt nicht mehr, die Hüfte bewegt sich geschmeidig, und der Patient kann sich endlich wieder richtig strecken.

Die Faszientherapie ist so genial, weil sie nicht nur Symptome behandelt, sondern die Ursachen des Schmerzes direkt an der Wurzel packt. Es ist wie eine Art Ganzkörper-Workout für das Fasziennetz, das dafür sorgt, dass die Bewegungen wieder harmonisch und frei fließen. Und das ist nicht nur für Sportler wichtig – auch der Büroheld, der den ganzen Tag am Schreibtisch sitzt, profitiert enorm davon. Der Körper braucht Flexibilität, Mobilität und vor allem: die richtige Einstellung.

Um es auf den Punkt zu bringen: Mit einer guten Faszienbehandlung bringen Sie nicht nur Ihre Gelenke und Muskeln wieder in Schwung, sondern Sie können Ihr gesamtes System resetten und neu programmieren – und das ganz ohne Computer, sondern ganz natürlich und keineswegs unangenehm.

Wachstumsschmerzen: Das Wunder der Neurodynamik

Wachstum ist eine wunderbare Sache – man wird größer, stärker, schneller ... aber manchmal leider auch: empfindlicher. Besonders in den Beinen und Knien, manchmal schmerzt auch die Achillessehe oder die Leiste, oder der/die Heranwachsende hat häufig

Kopfschmerzen. Denn genau dort schlagen sie am liebsten zu: die berüchtigten Wachstumsschmerzen. Fast jedes Kind oder jeder Teenager kennt sie.

In meiner Zeit beim Deutschen Eishockeybund haben wir die 16-jährigen Spieler standardmäßig auf diese Symptome hin untersucht und festgestellt, dass 50 Prozent der Jugendlichen entsprechende Auffälligkeiten zeigten. Das ist heute nicht anders. Achten Sie mal darauf, wie viele junge Sportlerinnen und Sportler Tapes, Schienen oder Ähnliches verwenden. Aber warum, was steckt hinter den Wachstumsschmerzen?

Man stelle sich den Körper vor wie einen Superhelden im Ganzkörperanzug. Dieser Anzug besteht aus Faszien – einem feinen, elastischen Gewebenetz, das Muskeln, Organe und Gelenke umhüllt und alles schön an Ort und Stelle hält. Faszien sind ein hochsensibles Kommunikationsnetzwerk, durchzogen von Nerven und Rezeptoren.

Wenn Kinder und Jugendliche wachsen, passiert das nicht gleichmäßig wie bei einem Hefeteig, sondern schubweise – und das kann das Fasziengewebe ganz schön herausfordern. Die Knochen wachsen oft schneller als die umliegenden Muskeln, Sehnen und Faszien. Diese Gewebe müssen sich also erst einmal an die neuen Längen anpassen, was zu einer erhöhten Spannung und sensibilisierten Nerven führt. Kommen sie nicht schnell genug hinterher, kann es ziehen, drücken oder brennen – und genau das nennen wir »Wachstumsschmerzen«. Besonders gern in den Beinen, weil die beim Wachsen ordentlich Meter machen müssen.

Ein schlauer Test für Nerven unter Druck

Jetzt kommt noch ein weiterer, gern übersehener Mitspieler dazu: unsere lieben Nerven. Die sind nicht nur für Reizweiterleitung zuständig, sondern auch ziemlich sensibel, was Bewegungsfreiheit angeht. Denn Nerven sind kleine Gleitprofis – sie müssen sich bei jeder Bewegung mitbewegen, dehnen, gleiten und tänzeln können. Genau darauf liegt der Fokus der sogenannten Neurodynamik: auf der Fähigkeit der Nerven, sich im Gewebe frei zu bewegen.

Wenn beim Wachstum die Muskeln zu kurz, die Faszien verklebt und Gelenke aus dem Rhythmus sind, kann ein Nerv schnell »eingequetscht« oder festgehalten werden. Das kann sich in Form von ziehenden Schmerzen, Brennen, Kribbeln oder einem Spannungsgefühl äußern – Symptome, die leicht mit klassischen Wachstumsschmerzen verwechselt werden können.

Gerade bei Jugendlichen mit häufigen oder sehr intensiven Schmerzen lohnt sich daher ein Blick auf die neurodynamische Komponente. Eine gestörte Nervenmobilität – etwa durch verkürzte Muskelketten, eine schlechte Körperhaltung oder unausgeglichenes Wachstum – kann die Beschwerden verstärken oder sogar verursachen.

Die schlechte Nachricht ist: Wird dagegen nichts unternommen, bleiben die Bewegungseinschränkungen häufig lange bestehen. Leider sind die wenigsten Kinderärzte diesbezüglich geschult. Die gute Nachricht: Man kann die Folgen auch viele Jahre später noch erfolgreich behandeln.

Aber wie findet man heraus, ob ein Nerv gerade auf Krawall gebürstet ist? Physiotherapeuten verfügen dazu über ein besonderes Detektivwerkzeug: den sogenannten SLUMP-Test. Dabei sitzt der Patient wie ein Teenager bei der Mathe-Nachhilfe (also leicht zusammengesackt), lässt den Kopf hängen und streckt dann ein Bein. Wenn es dabei ordentlich zieht oder sticht, ist das ein ziemlich klarer Hinweis: Der Nerv meldet sich zu Wort. Kein Grund zur Panik – aber ein guter Hinweis, dass man ihm vielleicht ein bisschen mehr Bewegungsfreiheit gönnen sollte.

Keine Sorge – es muss nicht gleich die Nervenspezialklinik sein. Oft reichen ein paar gezielte Maßnahmen, damit das System sich wieder einpendelt, Faszien und Muskeln elastisch bleiben und Lymphfluss und Durchblutung gefördert werden:

- Bewegung, Bewegung, Bewegung! Alles, was Faszien und Muskeln geschmeidig hält, ist erlaubt – tanzen, toben, Trampolin.
- Faszienpflege: Dehnübungen, sanfte Massagen oder mit der Faszienrolle durchrollen – liebevoll, nicht brutal.
- Nerven-Gleitübungen (»Nervenflossing«) helfen dem Nerv, seine Eleganz zurückzugewinnen.
- Neurodynamische Physiotherapie: Nach nur drei bis fünf Sitzungen, in denen durch Traktion und Kompression gezielt mobilisiert wird, verschwinden bei vielen Jugendlichen die Schmerzen komplett.

Und was sagt der Kinderarzt dazu? Idealerweise: »Super, dass Sie zur Physio gegangen sind!« Eine engere Zusammenarbeit zwischen den Fachrichtungen wäre auch hier Gold wert. Wachstum ist eben ein Gemeinschaftsprojekt – auch im medizinischen Sinn.

Sollte es also bei Ihnen mal wieder zwicken und schmerzen: Dann denken Sie – auch wenn Sie dem Teenageralter schon entwachsen sind – an möglicherweise zurückliegende Wachstumsschmerzen, die nie richtig behandelt wurden. Denken Sie an Faszien, Nerven und einen charmanten Nerv, der sich nur etwas mehr Raum wünscht – und dem der neurodynamisch geschulte Physiotherapeut Ihres Vertrauens auf die Sprünge helfen kann.

Arthrose: Was ist das eigentlich?

Arthrose – das Thema ist in aller Munde. Doch was genau steckt eigentlich dahinter? Stellen Sie sich eine Waage vor: Auf der einen Seite liegt das, was Ihr Körper an Belastung aushält – auf der anderen das, was Sie ihm tatsächlich zumuten. Solange das Gleichgewicht stimmt, läuft alles rund. Doch wenn die Belastung dauerhaft größer ist als die Belastbarkeit, dann meldet sich irgendwann die Arthrose – quasi als Protestaktion Ihrer Gelenke.

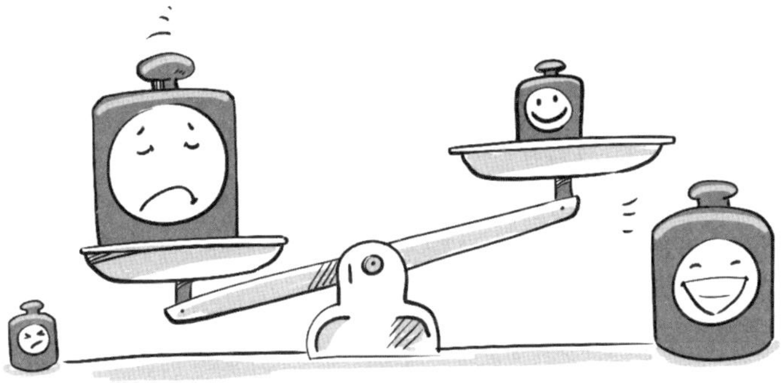

Bewegung ist das A und O – aber bitte mit Plan

Jetzt könnten Sie denken: »Okay, dann muss ich einfach mehr Sport machen!« Stimmt – aber es gibt einen Haken: Sie sollten die Belastung nicht einfach steigern, ohne gleichzeitig Ihre Belastbarkeit zu erhöhen. Stellen Sie sich vor, Sie wollten aus dem Stand heraus einen Marathon laufen, obwohl Ihr bisheriges Training hauptsächlich aus Spaziergängen zum Kühlschrank bestand. Keine gute Idee! Ihr Körper muss sich langsam an neue Belastungen gewöhnen, sonst wird er sich wehren – und zwar schmerzhaft.

Zu berücksichtigen sind auch die fiesen Störfaktoren, die Ihre Belastbarkeit möglicherweise reduzieren: schlechte Durchblutung, genetische Veranlagung, Übergewicht, Fehlstellungen oder neurologische Erkrankungen. Die Liste ist lang. Wenn solche Faktoren eine Rolle spielen, kann es sein, dass Ihre Gelenke schon bei ganz normalen Alltagsbewegungen überfordert sind. Und dann plötzlich mit dem Laufen eines Halbmarathons zu starten, wäre ungefähr so clever, wie ohne Schwimmweste auf hohe See zu fahren.

Ihr Gelenk – ein Präzisionssystem in Bewegung

Jetzt wird's technisch, aber keine Sorge – wir bleiben anschaulich. Stellen Sie sich die Knorpelflächen des Gelenks als zwei perfekt glatte Glasscheiben vor, mit einem Tropfen Öl dazwischen. Dieses geniale System sorgt dafür, dass Ihre Bewegungen geschmeidig ablaufen, ohne dass sich die Gelenke abnutzen.

Aber das ist noch nicht alles: In der Gelenkkapsel herrscht ein leichter Unterdruck. Dadurch werden die Gelenkflächen sanft aneinandergepresst – wie zwei Magneten, die genau richtig aufeinander abgestimmt sind. Das hat zwei Vorteile: Erstens bleibt die Gelenkflüssigkeit – also unser »Schmieröl« – da, wo sie hingehört, und verteilt sich gleichmäßig. Zweitens sorgt dieser Unterdruck für Extra-Stabilität. Wenn das Gelenk aber überlastet wird, gerät dieses empfindliche Gleichgewicht ins Wanken.

Der Teufelskreis beginnt

Normalerweise erneuert sich der Gelenkknorpel durch den Stoffwechsel. Doch hier liegt das Problem: Knorpel hat keine eigene Blutversorgung – er ist quasi der Eigenbrötler unter den Geweben. Seine Nährstoffversorgung läuft daher ziemlich langsam ab, gerade so, dass er den normalen Verschleiß ausgleichen kann. Wird die Belastung zu hoch, kommt der Körper mit der Regeneration nicht mehr hinterher. Dann wird mehr Knorpel abgebaut als aufgebaut, und das Gelenk wird nach und nach »entblößt«. Sobald eine größere Schädigung vorliegt, kann der Körper sie nicht mehr richtig reparieren.

Als wäre das nicht genug, löst Arthrose auch noch eine unterschwellige Entzündung im Gelenk aus. Und das hat Folgen: Ihr Körper setzt Enzyme und Botenstoffe frei, die den Knorpel zusätzlich abbauen – eine Art biologisches Eigentor. Gleichzeitig nimmt die Produktion von Proteoglykanen und Kollagen ab, die für die Stabilität des Knorpels superwichtig sind.

Und jetzt kommt der nächste Haken: Der Körper reagiert auf die Entzündung, indem er mehr Gelenkflüssigkeit produziert. Klingt erst einmal sinnvoll – mehr »Öl«, mehr Gleitfähigkeit, oder? Leider nein. Denn diese schnell in größerer Menge produzierte Flüssigkeit ist von schlechterer Qualität: Sie enthält zu viel Eiweiß. Eiweiß ist zwar wichtig, damit sich der Knorpel und die Gelenkflüssigkeit regenerieren können. Aber ein Übermaß an Eiweiß schadet, denn es führt zu einer Erhöhung der Harnsäurekonzentration und fördert Entzündungen. Zudem kann sich die Gelenkflüssigkeit zu stark verdicken. Wenn der Eiweißgehalt zu stark zunimmt, wird die Schmierung schlechter, die Reibung steigt – und der Knorpelabbau geht noch schneller voran. Ein wahrer Teufelskreis!

Wann merken Sie, dass etwas nicht stimmt?

Jetzt kommt der spannende Teil: Ihr Körper lässt Sie nicht sofort wissen, dass Ihr Gelenk leidet. In der Anfangsphase der Arthrose würden Sie – wenn Sie ins Gelenk hineinsehen könnten – vielleicht eine leichte Rötung entdecken. Aber Schmerzen? Fehlanzeige!

Erst wenn das Problem eine Weile besteht, schlagen die Schmerzrezeptoren Alarm. Und dann geht es los: Das Knie fühlt sich steif an, die Schulter macht nicht mehr alles mit. Genau das sind die ersten Warnsignale.

Ein erfahrener Physiotherapeut erkennt schon in dieser Frühphase, dass irgendwo im Gelenkapparat Sand im Getriebe ist. Und bereits zu diesem Zeitpunkt gilt es, gegenzusteuern. Doch viele Menschen ignorieren die ersten kleinen Warnsignale. »Ach, das geht schon wieder weg«, denkt man sich – und in vielen Fällen tut es das auch. Zumindest vorerst. Schaut man sich das Gelenk aber ein paar Monate später an, sieht man, dass sich die Störung schleichend ausbreitet. Und fünf Jahre später? Tja, dann ist das Gelenk vielleicht schon ein Schatten seiner selbst.

Hören Sie also auf Ihren Körper! Wenn Sie die Anzeichen frühzeitig erkennen und gegensteuern, können Sie die Arthrose in Schach halten – bevor sie richtig lästig wird.

Von der ersten Warnung bis zum Totalschaden – die drei Phasen der Arthrose

Wenn der Knorpel erst einmal auf dem Rückzug ist, läuft die Sache leider nicht linear, sondern beschleunigt sich mit jeder Stufe. Lassen Sie uns das Ganze mal etwas plastischer betrachten:

Phase 1: Der sanfte Beginn

Die Gelenkflüssigkeit – unser wunderbares »Schmieröl« – verliert langsam an Qualität. Das Problem dabei: Der Knorpel ist auf eine gute Nährstoffversorgung angewiesen, und die bekommt er nur aus dieser Flüssigkeit. Wird das Öl schlechter, reibt der Knorpel stärker ab.

Phase 2: Der Abrieb nimmt Fahrt auf

Jetzt sprechen wir von »Chondromalazie« – Knorpelerweichung. Mit jedem Schritt, jeder Belastung schrumpft der Knorpel weiter. Der Körper merkt: Hier läuft etwas schief! Also versteifen sich die Muskeln drum herum, um das Gelenk zu stabilisieren. Klingt gut? Ist es aber nicht! Denn dadurch bewegt sich das Gelenk nur noch in einem eingeschränkten Bereich – und das in einer Situation, in der die Qualität der Gelenkflüssigkeit ohnehin schon schlecht ist. Ein Teufelskreis!

Phase 3: Der Knochenselbstschutz schlägt fehl

Da der Knorpel immer dünner und spröder wird, fängt der Knochen an, an den Enden Kallus (eine Art Narbengewebe) einzulagern. Dieser erscheint auf dem Röntgenbild als helle Stellen. Und das ist der Anfang vom Ende – die Gelenkflächen werden härter, was den Abrieb nur noch weiter beschleunigt. Am Ende steht das, was niemand haben will: Knochen reibt auf Knochen.

Spätestens jetzt sind die Schmerzen nicht mehr zu ignorieren. Der Körper kommt mit seinen Reparaturversuchen merkbar nicht mehr hinterher.

Hätte man das verhindern können? Ja, das wäre möglich gewesen. Als Patient könnte man sich also an dieser Stelle an die Stirn schlagen und rufen: »Hätte ich doch nur früher was gemacht!« Aber keine Sorge, wir wollen nicht den Kopf in den Sand stecken. Es gibt immer noch Hoffnung. Wichtig sind jetzt vor allem drei Dinge:

1. Belastung und Belastbarkeit müssen zusammenpassen. Klar, Sport ist toll! Aber ein »Jetzt erst recht!«-Ansatz ohne vernünftige Vorbereitung kann nach hinten losgehen.
2. Die Gelenkphysiologie muss optimiert werden. Hier helfen natürliche Mittel wie Arnika, Retterspitz, Moorwickel oder Heusäcke. Nein, das ist kein Wellness-Spa, sondern gezielte Unterstützung für den Stoffwechsel im Gelenk.
3. Bewegung, Bewegung, Bewegung! Aber richtig! Das Gelenk braucht Bewegung, um das Milieu zu normalisieren – aber eben gezielt und dosiert im richtigen Maß.

Übertreiben beim Sport ist keine gute Idee. Denken wir wieder an die Waage und das Ziel, Belastung und Belastbarkeit in Balance zu halten.

Sport ja – aber nicht mit dem Kopf durch die Wand!

Ein Klassiker: Ein Mensch geht in Rente und denkt sich: »Jetzt habe ich Zeit! Also lerne ich Tennis oder fange mit dem Reiten an.« Klingt super, oder? Aber der Körper braucht die Chance, sich an diese neue Belastung anzupassen.

Noch ein Beispiel: Ein frisch geschiedener Mann, der sich mit Sport in ein neues Leben katapultieren will. Er will es noch mal wissen, fängt an zu trainieren, geht laufen, dann will er mehr. Die Endorphine sorgen dafür, dass er sich gut fühlt. Also meldet er sich für einen Marathon an. Ein zweiter folgt. Und fünf Jahre später streiken seine Sprunggelenke.

Nicht klug.

Sport ist super, aber geben Sie Ihrem Körper Zeit, mitzukommen. Und bitte hören Sie auf seine Warnsignale!

Von Volksläufen und versteckten Gefahren

Apropos: Haben Sie sich mal gefragt, ob all die Menschen, die bei den angesagten Volksläufen mitmachen, wirklich gut vorbereitet sind? Viele fangen erst ein paar Wochen vorher an, durch den Stadtpark zu joggen, und stehen dann an der Startlinie. Damit sind langfristigen Schäden Tür und Tor geöffnet.

Ganz zu schweigen vom Doping im Breitensport. Es wird kaum darüber geredet, aber von 100 Hobbyläufern sind etwa 15 bis 20 gedopt. Warum? Damit sie die vier Stunden beim Marathon irgendwie durchhalten, wozu ihr Körper sonst nicht in der Lage wäre. Aber worum geht es hier eigentlich? Um Gesundheit sicher nicht!

Zurück zur Arthrose: Was tun, wenn sie schon fortgeschritten ist?

Wenn ein Patient mit fortgeschrittener Arthrose in meine Praxis kommt, denke ich mir als Therapeut oft: »Mensch, wärst du mal früher gekommen!« Aber besser spät als nie – und es gibt immer noch Möglichkeiten, zu helfen.

Wie gehe ich also vor? Im ersten Schritt versuche ich, die umliegenden Strukturen elastischer zu machen, um die Beweglichkeit zu erhöhen, und die vorhandenen Schmerzen zu lindern. Danach geht es darum, das Gelenkmilieu – die Qualität der Gelenkflüssigkeit – zu verbessern. Traktion und Kompression helfen dabei – quasi wie ein Ölwechsel für das Gelenk!

Natürlich wird das Gelenk dadurch nicht wieder wie neu. Aber die Beschwerden werden besser, die Beweglichkeit nimmt zu und das gesamte System funktioniert wieder runder.

Denn ein kaputtes Gelenk beeinflusst nicht nur sich selbst. Denken Sie an den Kieselstein im Schuh: Wenn Sie nicht mehr richtig auftreten können, verändert sich Ihr gesamtes Bewegungsmuster. Erst macht das Knie Probleme, dann die Hüfte, dann der Rücken und so weiter. Und am Ende läuft alles unrund.

Deshalb gilt: Gelenke brauchen Bewegung! Nur so bleibt das System geschmeidig. Und wenn Sie jetzt denken: »Aber Bewegung tut doch weh!« – genau das ist der Punkt. Wir brauchen die richtige Art von Bewegung, um den Teufelskreis zu durchbrechen.

Es ist nie zu spät, auch wenn früher besser gewesen wäre.

Teil 3

Schmerz, wir müssen reden!

Mehr als ein Symptom

Schmerz ist ein ganz besonderer Zeitgenosse. Mal schleicht er sich leise heran, mal platzt er wie ein Elefant in den Porzellanladen. Manchmal ist er kaum spürbar, manchmal kaum auszuhalten. Und das Verrückte daran: Schmerz ist nie gleich. Was für den einen ein leichtes Ziehen ist, bringt den anderen fast um den Verstand.

Genau das macht meine Arbeit als Therapeut so spannend – und manchmal auch ein bisschen wie Detektivarbeit. Ich versuche nicht sofort, den Schmerz zu »bekämpfen«. Stattdessen begebe ich mich auf Spurensuche, daher auch die schon erwähnten Fragen an die Patienten: »Was beschäftigt Sie gerade? Was bereitet Ihnen Sorgen? Gibt es etwas, das Sie ärgert oder belastet?«

Denn die seelische Komponente des Schmerzes ist dafür verantwortlich, dass an stressigen Tagen, wenn sich das Gedankenkarussell ohnehin schon dreht, oft ein kleiner Auslöser reicht – und plötzlich meldet sich der Rücken. Oder der Nacken. Oder der Kopf. Sie kennen das vielleicht.

Natürlich wünschen sich auch meine Patientinnen und Patienten in erster Linie, dass der Schmerz verschwindet. Verständlich! Doch wenn dabei nur an den Symptomen gearbeitet wird und nicht an den Ursachen, nützt es auf Dauer nichts.

Ich erkläre das gern mit einem Bild: Stellen Sie sich vor, Ihr Schmerz ist wie ein Reifen Ihres Autos, der ständig Luft verliert.

Klar, Sie können jeden Tag auf dem Weg zur Arbeit an der Tankstelle anhalten und nachpumpen. Funktioniert. Für eine Weile. Aber irgendwann wird's lästig – und gefährlich. Denn wenn man das Loch nicht findet und flickt, kann es passieren, dass man in der nächsten Kurve einfach aus der Bahn fliegt.

Deshalb ist mein Ziel nicht nur die kurzfristige Linderung, sondern vor allem: die Ursache finden und beheben. Jetzt drehen wir den Spieß um. Ob die Ursache des Schmerzes nun im Bewegungsapparat steckt, in einer ungünstigen Alltagsbelastung oder vielleicht tiefer sitzt – in der Psyche oder im Lebensstil –, ich will den Moment finden, an dem man sagen kann: Stopp!

Entzündung – der unterschätzte Held im Muskeltheater

Gehen wir ans Eingemachte und stellen wir uns die unschöne, aber durchaus häufige Szene vor: ein Fußballer, topfit, ambitioniert, energiegeladen. Die Sonne scheint, der Ball rollt, die Schuhe glühen. Und dann – zack! Ein Schmerz wie ein Stromschlag, ein kurzer Aufschrei, gefolgt von einem Humpeln, das aussieht, als hätte der Oberschenkel spontan beschlossen, seinen Dienst zu quittieren.

Herzlichen Glückwunsch, wir befinden uns mitten in einem klassischen Fall von: Muskelfaserriss. Das klingt nicht angenehm – und ist es auch nicht.

Was passiert da eigentlich genau?

Ein Muskelfaserriss ist quasi das Äquivalent zu einem schlechten Timing bei einer WG-Party: Alles war in Bewegung, alles lief perfekt – und dann hat jemand plötzlich die Musikanlage samt Stecker aus der Wand gerissen. Im Muskel bedeutet das: Einzelne Fasern sind überfordert worden – durch Sprinten, Springen, abruptes Bremsen oder einen plötzlichen Richtungswechsel – und reißen durch.

Und als ob das nicht schon genug Drama wäre, reißen dabei auch kleine Blutgefäße mit, die Kapillaren. Es kommt zu einer Einblutung im Muskel.

Jetzt wird's interessant: Dieses Blut ist im Normalfall ein eher basischer Cocktail – also vom pH-Wert her eher chillig. Aber je länger es einfach so im Muskel rumliegt, ohne dass jemand aufräumt, desto saurer wird die Party. Und das liebt der Körper gar nicht. Saure Umgebung? Das ist für unseren Organismus wie jemand, der mitten in der Nacht Heavy Metal auf Anschlag hört – eine massive Störung.

Deshalb ruft der Körper seine Security – die Entzündungsmediatoren. Und die kommen nicht leise, denn sie haben Großes vor. Ihre klingenden Namen:

- **Substanz P** (klingt wie ein DJ, ist aber eher ein Schmerzverstärker)
- **Histamin** (der Klassiker bei Allergien, aber auch hier sehr aktiv)
- **Bradykinin** (Spezialist für Schmerz und Schwellung)
- **Prostaglandine** (die Drama-Queens unter den Entzündungsstoffen – alles wird größer, roter, schmerzhafter)
- **Serotonin** (ja, auch bei guter Laune beteiligt – aber hier für Schmerz zuständig)
- **Calcitonin Gene-Related Peptide (CGRP)** (sprechen Sie das dreimal hintereinander aus – wenn Sie's schaffen, sind Sie offiziell beeindruckend)
- und **Leukotriene** (klingen wie eine Rockband, sind aber knallharte Vermittler im Entzündungsorchester)

Diese Botenstoffe orchestrieren nun eine Reaktion – nämlich eine Entzündung –, die wie Chaos aussieht, aber eigentlich ein wunderbar geplanter Sanierungseinsatz ist. Denn eine akute, spontane Entzündung ist etwas Gutes, auch wenn sie ein Imageproblem hat. Sie klingt nach Schwellung, Schmerz, Fieber, Frust. Nach »Kranksein«. Dabei ist sie in Wirklichkeit der Türöffner für Heilung. Eine spontane Entzündung ist wie die Feuerwehr – laut, auffällig, aber absolut notwendig. Sie kommt, wenn's brennt – im wahrsten Sinne.

Warum das gut ist? Ganz einfach: Die Entzündungsreaktion macht das Gewebe durchlässiger – »permeabler«, sagt man in der Medizin. Und diese Durchlässigkeit ist entscheidend: Nur so können Reparaturzellen überhaupt dorthin gelangen, wo der Schaden ist. Zudem wird die Zellteilung angekurbelt – was bedeutet, dass sich beschädigtes Gewebe schneller erneuert. Und zwar nicht nur ein bisschen, sondern in galoppierendem Tempo.

120 Tage für die halbe Muskelmasse

Ein faszinierender Fakt, den kaum jemand kennt: Jeder Muskel erneuert sich innerhalb von 120 Tagen etwa zur Hälfte – und zwar unabhängig davon, ob Sie 20, 40 oder 60 Jahre alt, groß oder klein, dick oder dünn sind. Vier Monate, ein halber Muskel – das ist das Grundprogramm. Doch bei Verletzungen reicht dieses Tempo nicht. Ein Riss, und das Warten auf den Muskelneubau würde ewig dauern.

Und da kommt die Entzündung ins Spiel: Sie verkürzt diese Zeit. Die Zellteilung wird rasant beschleunigt, die Regeneration läuft auf Hochtouren – und plötzlich dauert es statt 120 Tagen nur noch 7, 10 oder 12 Tage, bis erste Reparaturen sichtbar sind. Klingt wie ein medizinisches Wunder, ist aber pure Biologie.

Die Heilung verläuft in Phasen, wie auf einer gut geplanten Baustelle:

Entzündungsphase (ca. Tag 0–7):

Die erste und wichtigste Phase. Alles ist rot, warm, geschwollen – das kennen wir. Entzündungsmediatoren wie Heparin und Calcitonin schicken einen Notruf ins Gewebe: »Wir brauchen Reparaturzellen – sofort!« Diese Zellen kommen angesaust, noch ohne zu wissen, was sie später mal werden sollen – Muskelzelle, Hautzelle, Knochenzelle? Egal, erst mal da sein.

Proliferative Phase (Tag 7–21/25):
Jetzt wird es spezifisch. Die unspezifischen Zellen lernen, was ihre neue Aufgabe ist – dank Reizen wie Zug und Bewegung. Das ist sozusagen ihre Berufsschule. Sie werden zu spezialisierten Muskel-, Haut- oder Bindegewebszellen.

Konsolidierungsphase (Tag 25–60):
Die Baustelle nimmt Form an. Die neuen Zellen beginnen, sich zu vernetzen, strukturieren sich, wachsen zusammen. Es wird stabil.

Reintegrative Phase (Tag 60–120):
Jetzt geht's ans Feintuning. Die Struktur wird wieder geschmeidig, beweglich, belastbar. Der Körper sorgt dafür, dass keine klobigen Narbengewebe-Blöcke bleiben, sondern alles so »eingeschliffen« ist, dass es sich wieder nahtlos in die Umgebung einfügt. Wie eine frisch polierte Tanzfläche.

Bis der Muskel wirklich wieder komplett geheilt ist, können 360 Tage vergehen, also ein ganzes Jahr.

Diese Phasen sind bei jedem Menschen gleich – ob jung oder alt, sportlich oder gemütlich, Profikicker oder Tennisspielerin. Auch Profis brauchen ihre 120 Tage. Sie haben nur einen großen Vorteil: Sie haben von Tag eins an das beste Team dabei.

Die Sache mit dem Gips und der Sechs-Wochen-Marke

Vielleicht fragen Sie sich jetzt: Wenn das so ist, warum wird dann ein Gips nach sechs Wochen abgenommen? Genau deswegen! Denn nach sechs Wochen ist die Konsolidierungsphase im vollen Gange. Der Knochen baut sich auf, ja – aber er ist noch nicht fertig. Das ist wie ein Haus, das steht, aber der Innenausbau fehlt noch. Man kann schon einziehen, sollte aber noch nicht die wildeste Party feiern.

Fibroblasten: Die Alleskönner auf der Baustelle

Zurück zu den Zellen. In Phase 1 schicken die Entzündungsmediatoren sogenannte Fibroblasten ins Feld. Die sind wie Bauarbeiter mit viel Erfahrung, aber ohne konkrete Anweisung. Sie verbinden, was verbunden werden muss – Pflaster drauf, fertig. Erst in Phase 2 wissen sie, ob sie Fliesenleger, Elektriker oder Innenarchitekt werden sollen.

Wer entscheidet das? Mechanische Reize! Bewegung, Druck, Zug – all das gibt dem Körper die Info: »Mach hieraus eine Muskelzelle!« Ohne diese Reize wird's vielleicht Bindegewebe. Oder eine Narbe. Also: Bewegung ist wichtig, aber zur richtigen Zeit.

Die Profi-Taktik

Jetzt machen wir einen kleinen Ausflug in die Welt der Medien-Magie. Wir alle kennen das: Ein hochkarätiger Fußballstar schießt bei einer Partie drei Tore, wird gefeiert – und dann: Verletzung! Muskelfaserriss, sagen die Medien. Zwei Wochen später steht er wieder auf dem Platz. Applaus, Tränen, Legendenstatus.

Aber Moment mal: Ein echter Muskelfaserriss braucht mindestens sechs Wochen bis zur Grundstabilität. Wer nach nur zwei

Wochen schon wieder spielt, hatte wohl alles – nur keinen Faserriss. Warum dann dieser Auftritt? Psychologie. Medienstrategie. Der Fußballer mit seiner angeblich schweren Verletzung steht gut da: Er gibt alles, lässt sich nicht unterkriegen, ist ein harter Hund. Und der Arzt, der Physiotherapeut und der Verband werden praktischerweise gleich mitgefeiert. Alle Helden, alle toll. Wenn man gewinnt – perfekt. Wenn nicht: Er hat's versucht. Win-win.

Ähnliches erleben wir bei Olympia. Seit es bunte Kinesiotapes gibt, sieht man sie überall. Schulter blau, Knie rosa, Rücken gelb – es sieht dramatisch aus, und das soll es auch. Denn wer trotz »Verletzung« antritt, beweist Charakter und Stärke. Selbst wenn das Tape manchmal eher Psychotrick ist als Medizin.

Wenn Sie also das nächste Mal einen Profi sehen, der zwei Wochen nach einem angeblichen Muskelfaserriss schon wieder auf dem Feld steht – dann wissen Sie jetzt Bescheid. Und wenn Sie selbst einen Faserriss haben, glauben Sie nicht, dass Sie nach 14 Tagen wieder Bäume ausreißen können. Das schaffen nicht mal die Bayern!

Wir wissen jetzt also: Entzündung ist kein Feind – sie ist der Auftakt zur Heilung. Solange sie sich an den Zeitplan hält, ist alles gut. Chronisch wird's erst, wenn sie zu lange dauert. Und dann braucht man professionelle Hilfe. Aber in den ersten sieben Tagen? Da ist sie Gold wert.

Deshalb: Lassen Sie Ihrer inneren Feuerwehr die Zeit, die sie braucht, um für vollständige Regeneration zu sorgen.

Das reizlose Knie – eine medizinische Mogelpackung?

Nicht nur in den Medien wird geschummelt, sondern leider auch in der Medizin. Sollten Sie einmal jemandem begegnen, der gerade eine Knie-OP hinter sich hat und schon am zweiten Tag frisch geföhnt in der Reha ankommt – dann denken Sie bitte an dieses Kapitel. Vielleicht wird Ihnen einiges klarer. Zum Beispiel, wie es sein kann, dass sich so ein vermeintlich »reizloses Knie« nur wenige Tage später in einen brodelnden Ballon verwandelt.

Von vorne: Ein Knie wird operiert. Vielleicht ein Meniskus, vielleicht ein Kreuzband. Bereits zwei Tage später erfolgt die Entlassung aus dem Krankenhaus, begleitet von einem Befund, der sich liest wie ein Werbeplakat: »Reizloses Gelenk. Weichteile unauffällig. Wundheilung regelrecht.« Wunderbar. Sieht top aus. Kühl, schlank, kaum Schwellung. Fast zu schön, um wahr zu sein.

Und das ist es leider auch.

Denn dieses Knie ist nicht etwa besonders brav oder besonders schnell im Heilen – es ist einfach ... betäubt. Chemisch ruhiggestellt. Mit einer ordentlichen Portion Kortison. Nicht selten wurde dem frisch operierten Knie schon während des Eingriffs eine Tube des entzündungshemmenden Zaubergels direkt injiziert – einmal alles runterregulieren, bitte!

Reparationsphase? Fehlanzeige.

Aber was man da elegant übergeht: Die eigentliche biologische Heilphase – also die Reparationsphase – hat gerade erst begonnen. Wir erinnern uns: Nach einem Eingriff – egal, wie klein – ist eine Entzündung kein Fehler, sondern Programm. Die Gewebestruktur soll sich öffnen, die Zellteilung anschieben, die Botenstoffe losschicken.

Wenn der Patient aber schon am zweiten Tag entlassen wird, hatten die Entzündungsmediatoren noch gar keine Chance, ihre Arbeit zu verrichten.

Warum also wird das gemacht? Ganz einfach: Es sieht besser aus. Für die Statistik. Für den Operateur. Für die Klinik. Ein reizloses Knie am zweiten Tag – das ist wie ein Hotelgast, der schon vorm Frühstück auscheckt: wenig Aufwand, viel Durchsatz. Je schneller die Betten wieder frei sind, desto effizienter läuft der Betrieb. Medizin meets Wirtschaft. Autsch.

Reha – der große Knall

Und dann kommt die Reha. Der Patient liegt auf der Bank, das Knie wird sanft durchbewegt – wohlgemerkt ohne Kraftaufwand, ohne Belastung, ohne »Hub«, wie die Profis sagen würden. Und am nächsten Tag? Ist das Knie geschwollen wie ein aufgeblasener Wasserball – warm, gespannt, schmerzhaft. Und plötzlich wundert sich jeder.

Doch der Grund ist klar: Die eigentliche Entzündung wurde nur verzögert. Nicht verhindert, sondern versteckt. Das Knie holt sich jetzt, was es am Anfang verpasst hat. Es will seine sieben Tage Entzündungsurlaub, und zwar sofort.

Ist das medizinisch sinnvoll?

Kurze Antwort: Nein.

Längere Antwort: Nein, aber praktisch.

Denn aus Sicht der Klinik ist es ideal, wenn der Patient frühzeitig als »reizlos« entlassen werden kann. Das sieht gut aus im Arztbrief. Aber für den Körper ist das wie ein Frühstart ohne Schuhe. Der eigentliche Heilungsprozess wird unterdrückt, verzögert, manchmal sogar kompliziert.

Und dann kommt die Reha mit all ihren Bewegungsanforderungen, obwohl die Biologie noch nicht mal in Phase zwei angekommen ist. Kein Wunder, dass das Knie plötzlich wie ein wütender Teenager explodiert – alles, was sich angestaut hat, kommt jetzt mit Verspätung und dreifacher Wucht.

Diese große medizinische Täuschung findet überall statt, in der Stadt und auf dem Land, in Großkliniken und kleinen Fachabteilungen. Überall wird gern früh entlassen, mit »reizlosen« Gelenken, die nur eins nicht sind: fertig mit der Reparaturarbeit.

Denn ein richtiger Faserriss oder eine vergleichbare Verletzung braucht Zeit zum Heilen. Mindestens zwei Wochen nur für den Anfang. Und dann beginnt erst der langsame Aufbau. Wer früher wieder voll belastet, riskiert mehr Schaden als Nutzen. Nur wird darüber nicht gern gesprochen – weil es nicht gut in die Timeline passt.

Merken Sie sich also: Reizlos ist nicht gleich gesund. Ein »reizloses« Gelenk kurz nach einer Operation ist medizinisch gesehen eine optische Täuschung, ein biologischer Photoshop-Moment. Es ist ruhiggestellt, nicht geheilt. Und wenn der Körper dann doch zur Nachbesprechung ruft – mit Hitze, Schmerz und Schwellung –, dann nicht, weil etwas schiefläuft. Sondern weil er sich endlich ausdrücken darf.

Die Grenzen der Schmerztherapie

Gibt es einen Punkt, an dem die Schmerztherapie eine Grenze erreicht, ab der keine Verbesserung mehr erzielt werden kann?

Schmerz ist nicht gleich Schmerz – und unser Körper ist cleverer, als wir ihm manchmal zutrauen. Ein echter Meilenstein in der Schmerzforschung ist die sogenannte Gate-Control-Theorie[1]. Sie sagt im Grunde: Schmerz ist wie eine Party mit Türsteher im Rückenmark, und wenn genug nette Gäste – nämlich schmerzhemmende Reize – gleichzeitig kommen, bleibt der Schmerz draußen vor der Tür. Diese hemmenden Reize entstehen durch Berührungen, Reiben oder Druck, also durch sogenannte nicht-nozizeptive Reize. Der Effekt? Das Schmerzsignal wird nicht weitergeleitet, weil das »Tor« geschlossen bleibt. Klingt simpel, ist aber revolutionär – und hat ziemlich viel mit unserem ganz alltäglichen Umgang mit Wehwehchen zu tun.

Denn auch wenn wir nicht ständig über Neurotransmitter und Rückenmark sprechen, nutzen wir dieses Prinzip dauernd – ganz instinktiv! Das Kind fällt hin, Mama pustet aufs Knie und reibt sanft über die schmerzende Stelle. Finger verbrannt? Zack, ans

Ohrläppchen fassen. Wir wissen intuitiv, wie wir den Schmerz austricksen können. Und genau das ist Gate-Control in Aktion.

Was passiert da genau? Unsere Haut ist mit speziellen Rezeptoren ausgestattet, die auf Berührung reagieren. Wir haben sie bereits kennengelernt: die Mechanorezeptoren. Wenn wir eine schmerzende Stelle reiben oder drücken, senden wir Signale an das Rückenmark, die mit den Schmerzsignalen konkurrieren und diese überlagern können. Es ist, als würde man laut Musik aufdrehen, um das Gejammer des Schmerzes nicht mehr zu hören. Deshalb fühlt sich ein geriebenes Knie oder ein massierter Nacken so herrlich erleichternd an – eine sanfte, aber wirksame Methode gegen akute Schmerzen.

In vielen Fällen reicht diese Methode völlig aus. Reiben, Wärmepackung, Eis, Salbe – oft genügt das, um Schmerzen deutlich zu lindern. Doch Gate-Control ist kein Wundermittel für alles. Wenn eine Arthrose bereits in der »Heavy-Metal-Phase« angekommen ist, hilft das Kuschelrock-Programm aus Reiben und Pusten nicht mehr. Dann müssen wir eine Stufe höher schalten.

Viele Patientinnen und Patienten sind dann erstaunt: Warum hat die Massage beim Physiotherapeuten letztes Jahr noch Wunder gewirkt – und heute bringt sie kaum noch etwas? Die Antwort liegt im Rückenmark. Es verändert sich – genauer gesagt, es passt sich an. Wenn über Monate hinweg Schmerzsignale auf dasselbe Areal treffen, dann »lernt« das Rückenmark diesen Schmerz. Gate-Control funktioniert dann nicht mehr, weil das System überreizt ist. Man spricht von »plastischen Veränderungen« – das sind Umbauten in der Verschaltung der Nervenzellen, die den Schmerz quasi dauerhaft machen können.

Das erklärt auch, warum die Salbe, die früher so gutgetan hat, jetzt nicht mehr wirkt. Denn nicht die Inhaltsstoffe waren das Entscheidende – sondern das Einmassieren. Wenn aber die Rezeptoren, die den Schmerz hemmen sollen, sich daran gewöhnt haben oder selbst »müde« sind, dann bringt das Reiben nichts mehr. Und dann muss ein neuer Plan her – ein stärkerer Reiz, ein höheres Niveau der Schmerzhemmung.

An diesem Punkt kommt das Raphe-spinale Kontrollsystem ins Spiel – ein weiterer, ziemlich genialer Trick unseres Körpers. Dieses System gehört zum autonomen Nervensystem und startet im Hirnstamm. Dort, in der Medulla oblongata, sitzt der sogenannte Nucleus raphe magnus. Klingt lateinisch? Ist es auch. Und ziemlich wichtig. Denn dieser Kern produziert Serotonin – ein körpereigener Botenstoff, der nicht nur glücklich machen kann, sondern auch Schmerz hemmt.

Das Raphe-spinale System schickt Serotonin freisetzende Fasern ins Rückenmark. Das Rückenmark arbeitet wie ein kleines Servicezentrum, in dem pausenlos Körperpost eintrudelt, die verarbeitet werden will. Mittendrin sitzt die graue Substanz – sozusagen die Zentrale, in der alle wichtigen Infos sortiert, bewertet und weitergeleitet werden. Im Querschnitt sieht sie aus wie ein etwas wackliges »H«.

Der hintere, etwas schmalere Arm dieses Hs ist das Hinterhorn. Hier landet alles, was der Körper an gefühlter Realität so produziert: Berührungsreize, Temperaturwahrnehmungen, Schmerzen. Das Hinterhorn ist der Empfangsschalter für all die kleinen Sinnesmeldungen, die aus der Peripherie des Körpers angeschlendert kommen. Von dort entscheidet das Rückenmark, ob die Nachricht direkt in einen Reflex umgewandelt wird – sozusagen der »Sofort-Notfallknopf« – oder ob sie brav weiter ins Gehirn geschickt wird, wo sie dann ausführlicher besprochen wird.

Ein kleiner, wichtiger Bereich des Hinterhorns heißt »Substantia gelatinosa«. Der Name klingt nach Wackelpudding – und tatsächlich ist die Struktur ein bisschen geleeartig. Aber viel wichtiger: Das ist der VIP-Bereich für Schmerz und Temperatur. Hier wird entschieden, welche Signale dramatisch genug sind, um richtig Aufmerksamkeit zu bekommen, und welche eher in die Kategorie »Kann man melden, muss man aber nicht« fallen. Während das Hinterhorn also der Sinneseingang des Rückenmarks ist, arbeitet die Substantia gelatinosa wie ein Club-Türsteher vor. Sie entscheidet darüber, welcher Schmerz reindarf, welcher zu heftig ist und draußen bleiben muss und welcher Schmerz erst eintreten darf, nachdem sie ihn überprüft hat. Das nennt man »Schmerzmodulation«. Die Substantia gelatinosa kann Schmerz verstärken oder abmildern, je nachdem, was der Körper gerade braucht.

In der Substantia gelatinosa aktiviert das Serotonin hemmende Interneuronen, welche die Schmerzübertragung unterbrechen können. Voilà: Schmerzdämpfung auf einem ganz neuen Level! Aber: Dieses System braucht einen Auslöser. Es schaltet sich nicht automatisch ein, wenn Gate-Control versagt. Wir müssen es aktivieren – mit stärkeren Reizen.

Was heißt das konkret? Wenn ich als Therapeut merke, dass Reiben, Salbe und Wärmflasche nicht mehr helfen, dann muss ich herausfinden, woher der Schmerz wirklich kommt. Das Knie tut weh – aber liegt es vielleicht am Rücken? Oder am Sprunggelenk? Ist die Hüfte beteiligt? Ich muss das Areal identifizieren, das mit dem Schmerz korrespondiert. Dabei hilft die Dermatoms-Logik: Jede Körperregion steht mit einem Segment des Rückenmarks in Verbindung. Zum Beispiel: Die Innenseite des Knies hängt mit L3 zusammen, die Unterschenkelinnenseite mit L4, die Leiste mit L1, die Achillessehne und Beinrückseite mit S1 und so weiter.

Wenn sich also der Schmerz nicht weiter verändert, obwohl die Therapie bisher immer geholfen hat, dann liegt das Problem tiefer. Dann braucht der Körper einen »Reset«. Und den erreichen wir mit deutlicheren Reizen: gezielte Mobilisation, Akupunktur, Schröpfen, hochdosierte Elektrotherapie. Erst damit sprechen wir das Raphe-spinale System wirklich an.

Doch manchmal reicht auch das nicht mehr. Dann wird intensivierte Ursachenforschung nötig. Warum immer das linke Knie? Warum nie rechts? Wie läuft der Patient? Wie sehen die Schuhe aus? Die Sohle verrät mehr, als man denkt. Ist sie innen stärker abgelaufen als außen? Oder umgekehrt? Lässt sich eine asymmetrische Belastung erkennen?

Denn der Körper fügt sich selbst keinen Schmerz zu. Er findet Ausweichstrategien. Doch diese führen oft zu neuen Problemen. Die Aufgabe der Therapie ist dann, die betroffene Region und ihre Nachbarstrukturen so zu verbessern, dass das überlastete Gelenk entlastet wird. Dabei spielen Faszien, Muskulatur, Beweglichkeit und Statik eine große Rolle.

Auch Empfehlungen zur Alltagsgestaltung gehören zu einer erfolgreichen Therapie dazu. Bewegung im Wasser ist zum Beispiel immer gut: Der Auftrieb entlastet die Gelenke, der Widerstand kräftigt die Muskeln. Oder Wandern mit Stöcken: Jede einzelne Bewegung entlastet die Gelenke um mehrere Kilogramm. Bei Tausenden Schritten summiert sich das auf Tonnen! Das ist keine Nebensache – das ist Therapie.

Und trotzdem: Manchmal reicht das alles nicht. Muss man dann mit dem Schmerz leben? Die Antwort: nicht unbedingt. Es gibt eine Grenze der Eigentherapie – ja. Aber die assistierende Behandlungsmöglichkeit durch einen gut ausgebildeten Physiotherapeuten, Manualtherapeuten oder Osteopathen kann durch gezielte Reize immer noch etwas erreichen. Selbst über die berühmte Fußreflexzonentherapie lässt sich vieles regulieren. Erst wenn wirklich gar nichts mehr hilft und alle konservativen Methoden ausgeschöpft sind, ohne dass sich der Schmerz verbessert, sollte über eine Operation nachgedacht werden.

Dabei gilt: Nicht das Röntgenbild entscheidet – sondern der Mensch. Schmerz ist subjektiv. Ich hatte schon Patienten, deren Röntgenbild von der Hüfte vermuten ließ, dass sie liegend in die

Praxis gebracht worden sein müssen. Sie spazierten aber eigenständig herein. Und es gibt andere, da sieht man auf dem Bild kaum Veränderungen, aber sie schaffen es kaum auf eigenen Beinen zur Tür herein. Ein scheinbar schlimmer Befund kann erträglich sein, ein scheinbar harmloser sehr belastend. Am Ende zählt, wie es dem Menschen geht – nicht dem Bild.

Deshalb ist die Reihenfolge der Schmerzbehandlung auch so wichtig:

- Erst mal »Gate-Control« einschalten – das bedeutet, dem Rückenmark Ablenkung verpassen! Wärme, Kälte, Reiben, Massage – all das sind kleine Störfeuer, die den Schmerz etwas leiser drehen.
- Wenn das nicht reicht, wird's intensiver: Das Raphe-spinale System muss ran! Klingt kompliziert, heißt aber einfach nur: gezielte Handgriffe, die Faszien und Gelenke wieder geschmeidig machen, plus »Sliding«-Bewegungen, damit die Nerven wieder frei gleiten können.
- Dann wird's detektivisch: Warum tut's überhaupt weh? Wir schauen uns die Nachbarschaft an – also die Muskeln, Faszien und Co. – und bringen Ordnung ins System.
- Und erst wenn alles andere versagt, denken wir über den großen Auftritt nach: die Operation. Aber in den meisten Fällen geht es ohne!

Denn Schmerz ist kein Gegner – er ist ein Hinweis. Und wenn wir genau hinhören, finden wir meist auch einen Weg, ihn zu besänftigen.

Vergleichbarkeit von Ayurveda, TCM und Kneipp

	Ayurveda	TCM	Kneipp
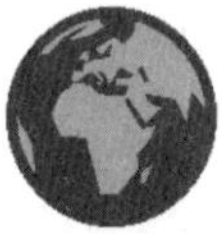 **Herkunft und Geschichte**	Indien entstanden vor ca. 3000–5000 Jahren	China entstanden vor ca. 2000–3000 Jahren	Deutschland (Sebastian Kneipp) entwickelt vor ca. 150 Jahren
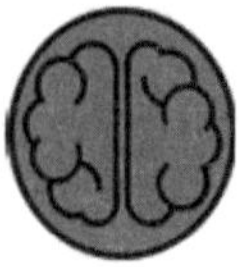 **Grundprinzipien**	**3 Hauptsäulen (Doshas):** Vata (Bewegung) Pitta (Feuer) Kapha (Erde) **3 Untersäulen:** Ahara (Ernährung) Nidra (Schlaf) Brahmacharya (kontrollierter Lebensstil) Pflanzenheilkunde Ölmassagen Yoga	**5 Säulen:** Akupunktur (Zhen Jiu) Kräutertherapie Tuina-Massage Ernährungslehre Bewegung (Qi Gong und Tai Chi)	**5 Säulen:** Wasser Bewegung Ernährung Heilpflanzen Lebensordnung
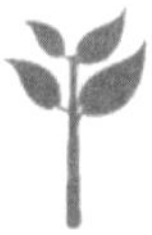 **Fokus Prävention vs. Therapie**	Starker Fokus auf tägliche Routinen (Dinacharya) und saisonale Anpassung	Prävention durch Ausgleich von Qi-Fluss und Harmonisierung der Organe	Sehr alltagsnah, mit starkem präventivem und leicht zugänglichem Ansatz

Ganzheitlichkeit	Alle Lehren betrachten den Menschen ganzheitlich: Körper, Geist und Seele in Verbindung mit der Umwelt

Was Ayurveda, TCM und Kneipp gemeinsam haben

Reden wir mal Tacheles: Ayurveda gilt als Trend unter den Gesundheitskonzepten, die Traditionelle Chinesische Medizin (kurz: TCM) ist schon lange nicht mehr nur was für Esoterik-Fans – und Kneipp? Der steht irgendwo im Kräutergarten und friert sich beim Wassertreten die Füße ab – denken zumindest viele. Zu Unrecht! Denn alle drei Systeme wirken, und alle haben eines gemeinsam: Sie basieren auf Prinzipien, die älter sind als so mancher Detox-Tee.

Jedes dieser Konzepte beruht auf mehreren Säulen – als tragende Elemente für die Gesundheit. Ayurveda benennt drei Säulen (plus drei Zusatzsäulen), TCM und Kneipp bringen es jeweils auf fünf. Und was steckt dahinter? Überraschung: Alle Konzepte laufen hinaus auf eine gesunde Ernährung, ausreichend Bewegung, guten Schlaf und einen halbwegs vernünftigen Lebensstil. Hinzu kommen gezielte körperliche Anwendungen wie Akupunktur oder Massage beziehungsweise manuelle Therapien und Heilkräuter. Klingt simpel? Ist es auch – und gleichzeitig ziemlich genial, wenn wir überlegen, wie oft wir im Alltag an diesen einfachen Grundsätzen scheitern.

Die Prinzipien oder »Säulen« sind immer ähnlich, die Ausformungen ein wenig unterschiedlich. Der eine findet sein Wohlbefinden im Ayurveda, für den nächsten ist TCM seine Welt, der dritte bleibt lieber bodenständig bei Kneipp. Alle Ansätze sind in meinen Augen grundsätzlich gleich gut.

Egal ob mit Kräutertee, Akupunktur oder kaltem Guss – alle drei Gesundheitsmodelle setzen auf Balance, Naturverbundenheit und darauf, den Körper nicht nur zu benutzen, sondern auch zu pflegen. Mal mit Nadeln, mal mit Öl, mal mit Gießkanne. Doch am Ende geht es immer darum, sich selbst im Gleichgewicht zu halten.

Ganz(heitlich) oder gar nicht

Der Haken an der Sache: Es bringt nichts, sich aus einem ganzheitlichen Konzept nur die Rosinen herauszupicken. Ayurveda wirkt. TCM wirkt. Kneipp wirkt. Aber das gilt nur, wenn wir das System möglichst als Ganzes umsetzen. Akupunktur ist klasse – aber sie wirkt am besten, wenn auch der Rest der TCM gelebt wird. Nur: Wer praktiziert in Deutschland schon Qi Gong? Aus meiner Sicht hat es die Jahrtausende alte Philosophie der TCM nicht verdient, dass man sich nur auf einen Teil beschränkt, die anderen Grundsätze missachtet – und dann womöglich noch enttäuscht ist, weil es nicht so funktioniert wie gedacht. Das Gleiche gilt für die anderen genannten Ansätze: Ayurvedische Ernährung allein macht noch nicht ausgeglichen und fit. Und Kneipps Wassergüsse allein sorgen noch nicht für einen gesunden Menschen, wenn dabei Stress, schlechte Ernährung und Bewegungsmangel außen vor bleiben.

Der ganzheitliche Ansatz gilt für den Patienten ebenso wie für den Therapeuten: Es ist aus meiner Sicht absurd, wenn sich ein Therapeut in einem Wochenendseminar die Technik der Akupunktur beibringen lässt und glaubt, er könne seine Patienten nun mit ein paar Nadeln von sämtlichen Schmerzen befreien. Das ist genauso unseriös, wie wenn man ausschließlich das Wassertreten nach Sebastian Kneipp praktiziert und alle anderen Empfehlungen ignoriert. Schade eigentlich, dass Kneipp oft nur als älterer Herr im Pfarrersgewand mit Gießkanne dargestellt wird – das reduziert seine ganzheitliche, weitreichende Gesundheitslehre auf eine kühle Fußdusche.

Die Moral von der Geschichte? Suchen Sie sich das Konzept aus, das zu Ihnen passt – aber leben Sie es bitte ganz. Mit allem, was dazugehört. Denn ein Konzept wirkt nur dann, wenn es nicht wie ein Pflaster aufgeklebt, sondern in den eigenen Lebensstil integriert wird. Denn: Auch eine Gießkanne kann Teil eines ganzheitlichen Weges zur Gesundheit sein.

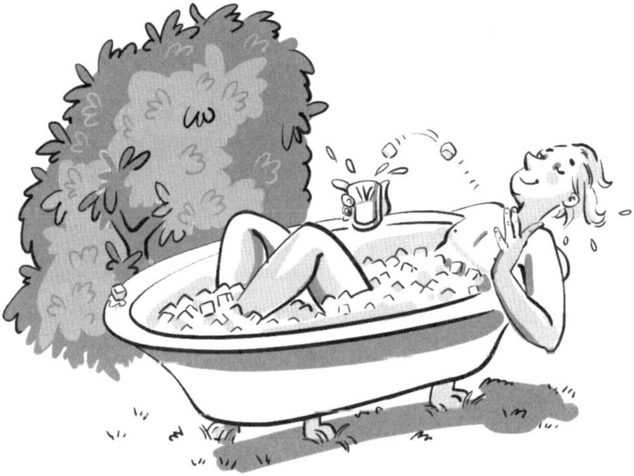

Barfuß im Morgentau statt Jetlag im Ashram

Mit Blick auf die unterschiedlichen Gesundheitskonzepte, die uns zur Verfügung stehen, stellt sich eine Frage, die in Zeiten von Klimakrise, Selbstoptimierung und Fernweh besonders brisant ist: Ist es wirklich notwendig, zur Ayurveda-Kur für zwei Wochen nach Bali zu fliegen, um dort nicht zu rauchen, nicht zu trinken, gesund zu essen und dann – Überraschung – festzustellen, dass es einem besser geht? Muss man wirklich um die halbe Welt reisen, um das persönliche Gleichgewicht wiederzufinden?

Ich lasse diese Frage mal so stehen, während ich Ihnen von einer Beobachtung berichten möchte, die ich während beruflicher Reisen nach China gemacht habe. Wegen der Zeitverschiebung war ich oft schon sehr früh wach – und weil Jetlag und Hotelzimmer eine denkbar unromantische Kombi sind, bin ich morgens spazieren gegangen. Da war ich also, um fünf Uhr morgens, in einem nebligen Stadtpark in Peking. Und was ich dort sah, hat mich nachhaltig beeindruckt.

Eine zierliche alte Dame, sicher 80 Jahre alt und kaum größer als ihr eigenes Schwert, mit dem sie in Zeitlupe einen traditionellen Schwertkampf gegen einen älteren Mönch vollführte, während sie auf einem Bein balancierte – fließend, fokussiert, fast meditativ. Die Art, wie sie sich bewegte, war mehr als faszinierend und beeindruckend.

Ein paar Schritte weiter eine Gruppe älterer Männer, die sich an Treppengeländern dehnten, sich abwechselnd die Körper abklopften, sich gegenseitig das Chi wachrüttelten. Und dann, mitten auf einer Wiese, barfuß im Tau, rund 150 Menschen beim synchronen Qi Gong. Bewegungen wie ein einziger Atemzug, kraftvoll und leise zugleich. Und als wäre das nicht surreal genug, stieß ich wenig später auf eine Gruppe von etwa 50 Paaren, die – kaum zu glauben – zu klassischer Musik Walzer tanzten. Morgens um fünf!

Warum erzähle ich Ihnen das? Weil es mir eines klargemacht hat: Diese Menschen in dem Stadtpark in Peking integrieren das, was wir als fernöstliche Gesundheitslehre wahrnehmen, ganz selbstverständlich in ihren Alltag. Sie leben das Konzept, und zwar nicht im Rahmen eines teuren Retreats, sondern jeden Tag, im Park, vor der Arbeit. Es ist Teil ihrer Kultur, ihres Lebensrhythmus – nicht eine Wellness-Auszeit, sondern gelebter Alltag.

Daher noch einmal: Muss es für uns wirklich Bali oder ein abgelegenes Kloster sein, um zu erkennen, was uns guttut? Oder könnten wir vielleicht einfach anfangen, ein Stück dieser Philosophie hier und jetzt in unser Leben zu holen – sei es in Form eines morgendlichen Spaziergangs, einer stillen Teezeremonie auf dem Balkon oder einer kalten Dusche nach Kneipp? Vielleicht fällt es uns leichter, mit einer Lehre zu leben, die unserer eigenen Kultur näher ist. Vielleicht ist es sogar nachhaltiger – für uns und die Umwelt.

Letztlich bleibt es Ihre Entscheidung. Wählen Sie das, was zu Ihnen passt. Aber leben Sie es dann auch – nicht nur für zwei Wochen im Jahr, sondern in Ihrem Alltag. Denn am Ende ist es nicht die Entfernung, die heilt – sondern die Nähe zu sich selbst.

Heilung braucht Zeit – weltweit

Ich erinnere mich an einen chinesischen Kollegen – ein echter Profi in der Traditionellen Chinesischen Medizin. Unter anderem führte er die sogenannte Moxa-Therapie durch. Das Prinzip ist schnell erklärt, wenn auch gewöhnungsbedürftig: Man verbrennt getrockneten Beifuß auf bestimmten Akupunkturpunkten. Die dabei entstehende Wärme soll den Energiefluss im Körper anregen und allerlei Beschwerden lindern. Zunächst jedoch – und das kann ich Ihnen aus erster Hand berichten – brennt es und tut ziemlich weh. Oder, wie mein Kollege mit einem selig strahlenden Lächeln zu sagen pflegte: »It's a very, very good reaction!«

In der TCM wird der Körper nicht mit einem schnellen Griff zur Schmerztablette ruhiggestellt. Dort verfolgt man ein anderes Ziel: Man möchte die Zelle sanft, aber bestimmt zu einem Neuanfang motivieren. Und wie das bei grundlegenden Erneuerungen nun mal so ist – das dauert. Zwischen 80 und 150 Tagen kann es schon dauern, bis die Zellen sich neu organisieren. Wer sich also auf diesen Weg begibt, braucht nicht nur Vertrauen – sondern auch Geduld. Viel Geduld.

Ein bisschen schneller geht es bei einer Ayurveda-Kur. Das liegt aber weniger an irgendwelchen geheimnisvollen Elixieren, sondern vielmehr daran, dass man als Patient sofort aus dem gewohnten Alltag herausgerissen wird – samt Verbannung von Smartphone, Cappuccino und Netflix. Dieser radikale Entzug bringt den Körper dazu, in den Umstellungsmodus zu schalten. Eine erste Veränderung spürt man recht schnell. Ähnliche Effekte wären übrigens auch bei anderen, vergleichbaren Kuren zu beobachten – so ehrlich muss man sein.

Und dann wäre da noch die gute alte Kneipp-Kur – in Deutschland der Klassiker unter den Naturheilverfahren. Heute dauert so eine Kur in der Regel zwei bis drei Wochen. Früher waren vier Wochen Standard. Warum das? Nun, weil der Körper etwa zehn bis zwölf Tage nach Beginn der Kur eine Phase durchläuft, die in Fachkreisen als »Kurkrise« bezeichnet wird.

Nein, das bedeutet nicht, dass man plötzlich Heimweh bekommt oder die bessere Hälfte schmerzlich vermisst. Die Kurkrise ist vielmehr ein biologisches Phänomen: Das vegetative Nervensystem reagiert auf die vielen neuen Reize – die veränderte Ernährung, mehr Bewegung, kein Kaffee, kein Alkohol, kein Stress. Diese neue Ordnung bedeutet für den Körper zunächst einmal puren Stress. Der Sympathikus schaltet hoch – die Herzfrequenz steigt, der Blutdruck tanzt, Schlaf wird rar und die Nerven liegen blank. Willkommen im Umbauprozess!

Aber keine Sorge: Sobald sich der Körper an die neuen Gegebenheiten gewöhnt hat, übernimmt der Parasympathikus wieder das Ruder – der Teil unseres Nervensystems, der für Ruhe, Heilung und innere Balance zuständig ist. Dann kommt auch der ersehnte Wohlfühlmoment: Der Schlaf kehrt zurück, die Verdauung läuft wieder rund, das Leben fühlt sich leichter an.

Ich selbst habe in meiner Zeit als Kneipp-Bademeister etwa 1000 Patienten begleitet. Und bei rund 800 davon konnte ich die Kurkrise förmlich mit der Stoppuhr miterleben. Die Menschen erreichen einen regelrechten Tiefpunkt – körperlich wie seelisch. Sie liegen schlapp im Bett, kämpfen mit Verdauungsproblemen, manche bekommen Fieber oder geraten emotional aus der Bahn. Und dann, wie auf ein geheimes Kommando – meist nach etwa zwei Wochen –, ändert sich plötzlich alles:

Die Männer erscheinen in frisch gebügelten Hemden zum Frühstück, die Damen schminken sich wieder und lächeln, als hätten sie gerade ein Wellness-Wochenende hinter sich. Und alle zieht es am Nachmittag zur Tanztherapie – einfach, weil sie sich wieder lebendig fühlen.

Kneipp oder: Es muss nicht immer Eisbaden sein

Eine Kneipp-Kur ist eine dieser feinen, fast vergessenen Traditionen, die eigentlich dringend ein Comeback verdient hätten. Und zwar nicht nur in Form von Kalte-Güsse-Postings auf Instagram. Als jemand, der Kneipp nicht nur aus dem Lehrbuch kennt, sondern aus der Praxis – mit nassen Socken, kalten Waden und glücklichen Patienten –, möchte ich hier mal eine Lanze brechen für das Wasserwunder aus dem 19. Jahrhundert.

Denn während heutzutage alle Welt freiwillig in eiskalte Seen springt, als gäbe es einen neuen Extremsport-Olymp, war ein gewisser Sebastian Kneipp dem Trend um gut 150 Jahre voraus. Und der war nicht mal Influencer, sondern Theologiestudent mit einer überstandenen Tuberkulose – die er übrigens mithilfe winterkalter Donau-Bäder in den Griff bekam. So viel zur »neuen« Kältetherapie.

Aus der Erfahrung der Eisbäder in der Donau heraus entwickelte Kneipp die Kneippsche Waschung: eine einfache, altbewährte Methode, die Sie ohne Vorkenntnisse und Ayurveda-Diplom zu Hause ausprobieren können. Sie brauchen nicht mehr als einen Eimer eiskaltes Wasser und einen Waschlappen. Keine Kristalle, keine Räucherstäbchen, kein TCM-Zertifikat. Und so geht es: Einfach frühmorgens um fünf Uhr aufstehen (der schwierigste Teil – Wecker erlaubt), Waschlappen eintauchen, nicht tropfend, aber gut nass, und dann geht's los! Rechter Arm außen hoch bis zur Schulter, innen wieder runter, linker Arm, Brust, Rumpf, Beine – alles nach System. Wer Glück hat, bekommt Hilfe für den Rücken. Wer nicht, nimmt's sportlich.

Ja, es wird kalt. Ja, Sie werden fluchen und schlottern. Und ja, es fühlt sich erst mal so an, als hätte man versehentlich einen Eimer Nordsee über sich geschüttet. Aber dann – und jetzt kommt der Teil, auf den ich mich jedes Mal freue – dürfen Sie zurück ins warme Bett. Ohne Abtrocknen. Einfach rein, bibbernd wie ein Chihuahua im Schneesturm, aber mit dem Wissen: Gleich wird alles gut.

Und das wird es. Der Tiefschlaf nach einer solchen Waschung ist mit nichts zu vergleichen. Es ist, als hätte Ihr Körper kurz die Reset-Taste gedrückt und entschieden: jetzt komplett regenerieren. Wenn Sie aufwachen, werden Sie sich so erholt fühlen wie selten zuvor.

Sympathikus vs. Parasympathikus – und Kneipp mittendrin

Was dabei passiert? Biochemisch betrachtet ist die kalte Waschung eine Einladung an den Parasympathikus, mal wieder aufzustehen und die stressbedingte Dominanz des Sympathikus zu beenden. Der eine hetzt, der andere heilt – und Letzterer kommt im Alltag oft zu kurz. Die Eiswaschung ist quasi der kleine Tritt in den Hintern für Ihr autonomes Nervensystem. Ein freundlicher, aber bestimmter Hinweis: Jetzt ist Zeit für Ruhe, Verdauung und Heilung.

Natürlich fällt eine Maßnahme wie die Eiswaschung im Kurhotel deutlich leichter als zu Hause – da steht morgens jemand mit freundlicher Stimme und kaltem Lappen am Bett, und plötzlich fühlt sich das alles viel weniger nach Selbstüberwindung und mehr nach fürsorglicher Gesundheitsmaßnahme an. Aber mit etwas Übung lässt sich die Erfahrung in den Alltag integrieren und auch zu Hause umsetzen – zumindest einfacher als eine ayurvedische Ölmassage.

Alles in Balance

Zurück zum Anfang dieses Kapitels: So unterschiedlich Ayurveda, TCM und Kneipp auf den ersten Blick auch wirken – bei genauerem Hinsehen verfolgen sie ein verblüffend ähnliches Ziel. Nämlich die berühmte Balance von Sympathikus und Parasympathikus, oder anders gesagt: das feine, fragile Gleichgewicht zwischen Anspannung und Entspannung, Aktivität und Erholung.

Ayurveda arbeitet mit Gewürzen, Ölen und jahrtausendealter Weisheit, TCM mit Nadeln, Qi und Kräutern, Kneipp mit Wasser, Bewegung, Ordnung und Pflanzen. Die kulturellen Hintergründe, Diagnosemodelle und Begriffe mögen verschieden sein – das große Ganze bleibt gleich: Naturheilkunde, Ganzheitlichkeit, Prävention.

Dass Ayurveda bereits seit 3000 bis 5000 Jahren praktiziert wird, TCM immerhin 2000 bis 3000 Jahre alt ist und Kneipp mit seinen rund 150 Jahren da wie der kleine Bruder am Küchentisch wirkt, spricht übrigens weniger gegen Kneipp – sondern eher dafür, dass auch jüngere Systeme Großes leisten können. Schließlich hat auch die Schulmedizin erst relativ spät entdeckt, dass der Mensch mehr ist als die Summe seiner Laborwerte.

Apropos: Auch wenn in der westlichen Medizin niemand von »Qi« oder »Meridianen« spricht, sind gewisse Parallelen etwa zu den alles verbindenden Faszienbahnen oder Nervenverläufen oder auch die spannenden Ähnlichkeiten zwischen Akupunkturpunkten und Triggerpunkten nicht von der Hand zu weisen.

Noch etwas ist wichtig: Bei allen genannten Heilansätzen spielt nicht nur der Körper, sondern auch das Bewusstsein eine zentrale Rolle. In Asien sind Achtsamkeit, Meditation und seelische Balance seit jeher essenzielle Bestandteile der Gesundheitsvorsorge. Doch auch Kneipp wusste um die Kraft der Seele. Seine Lehre fordert ein achtsames Leben, eine dankbare Haltung, eine sinnerfüllte Arbeit – Dinge, die wir heute oft als »Selbstfürsorge« oder »Work-Life-Balance« bezeichnen.

Seine Idee: Leben im Rhythmus. Arbeiten, ja – aber mit Freude. Ruhen, aber bewusst. Die kleinen Dinge wertschätzen. Sinn statt Selbstoptimierung. Klingt nicht nur klug, ist es auch. Und absolut zeitgemäß!

Wasser, Wurzel, Weltanschauung

Am Ende hat der neue Jakobsweg also viele Routen, die zum inneren Gleichgewicht führen – ob über ein Ayurveda-Resort, eine TCM-Praxis oder ein Kneippbecken im Kurpark. Die wichtigste Frage bleibt: Möchte ich eine Abkürzung oder eine echte Veränderung? Exotik kann schön sein – aber manchmal liegt das Gute eben direkt vor der Haustür. Vielleicht in einem Eimer mit eiskaltem Wasser.

Rückendeckung: Prävention statt Praxisbesuch

Wenn jemand mit Rückenschmerzen bei mir aufschlägt, denke ich nicht sofort an die Bandscheiben oder einen Hexenschuss. Nein, zuerst mache ich das, was jeder gute Detektiv tun würde: Ich stelle viele Fragen. Denn der Rücken ist ein Sensibelchen – er meckert laut, auch wenn das eigentliche Problem ganz woanders liegt.

Als Erstes frage ich: Gibt es eine Vorgeschichte in Bezug auf das Bein? Ein verstauchtes Sprunggelenk, eine zickige Knieverletzung oder Muskeln, die sich seit dem letzten Waldlauf lieber im Ruhestand sehen? Vielleicht sogar eine Arthrose in Hüfte oder Knie? Denn wenn das Fundament wackelt, leidet auch das Dach – sprich: der Rücken.

Zweitens: Wie geht es dem Bauch, dem Multitasker unseres Körpers? Gab es Probleme mit dem Blinddarm, dem Darm generell, dem Magen oder bei Frauen mit Gebärmutter oder Eierstöcken? Und husten oder niesen Sie öfter als andere? Die letzte Frage klingt vielleicht seltsam, aber die Antwort kann einen wichtigen Hinweis auf den Zustand des Zwerchfells geben – unseren größten Muskel, den wir gern vergessen. Doch dazu später mehr.

Drittens: Wie sieht's im Leben so aus – beruflich und privat? Fühlen Sie sich gestresst? Denn wenn der Kopf Alarm schlägt, leidet der Rücken mit. Die Psyche ist nämlich ein heimlicher Co-Autor vieler Rückenschmerzen, wie wir bereits wissen.

Viertens: Wie verbringen Sie Ihre Tage? Sitzen Sie viel am Schreibtisch? Wie sieht Ihr Schreibtischstuhl aus? Oder verrichten Sie körperliche Arbeit, bei der eine Seite des Körpers mehr zu tun hat als die andere? Auch das merkt sich der Rücken – er ist da leider ein bisschen nachtragend.

Fünftens: Haben Sie kürzlich mit einer neuen Sportart angefangen oder Ihre Ernährung radikal umgestellt? Veränderungen dieser Art können das Gleichgewicht im Körper durcheinanderbringen und dem Rücken die Laune verderben.

Mit diesen Fragen nähere ich mich der Wahrheit hinter den Rückenschmerzen. Und dann wird getestet, gefühlt und analysiert: Kommt der Ärger von unten – also den Füßen oder Beinen? Oder liegt die Ursache eher oben, im Bauchraum?

Denn eines ist klar: Der Rücken ist selten der Bösewicht – viel öfter nur der Bote.

Der Jakobssitz und andere Jakobsübungen

Bei Rücken- oder Bandscheibenproblemen empfehle ich eine einfache Übung: eine kleine Selbstüberprüfung gleich morgens nach dem Aufstehen. Damit finden Sie in wenigen Sekunden heraus, wie gut Ihr Rücken an diesem Tag drauf ist.

Legen Sie sich auf den Bauch – ja, direkt nach dem Aufwachen – und stützen Sie sich mit den Armen hoch. Ähnlich wie bei einem Liegestütz, aber: Das Becken bleibt auf dem Boden oder auf der Matratze – so, als würden Sie in der Sonne liegend faul nach einem Cocktail greifen. Kein Hohlkreuz machen, kein Schwung – einfach sanft hochdrücken. Spüren Sie, wie weit Sie kommen. Wiederholen Sie das Ganze zehn bis fünfzehn Mal.

Wenn Sie dabei jedes Mal gleich weit nach oben kommen oder sich sogar steigern können, dann: herzlichen Glückwunsch! Ihre Bandscheiben feiern heute einen guten Tag. Wenn's aber hakt, zieht oder schmerzt – dann Achtung. Die Bandscheibe könnte sich in einer Position befinden, in der sie »dichtmacht«. Dann gilt: nicht mit Gewalt dagegen arbeiten und heute besser keinen Umzug planen. An solchen Tagen ist Vorsicht besser als Bewegungseifer.

Denn hier liegt ein weit verbreitetes Missverständnis: »Wenn's wehtut, soll ich mich besonders viel bewegen, oder?« Nein – nicht zwingend. Wenn der Körper sich wehrt, dann heißt das: langsam machen, achtsam bewegen, nichts erzwingen. Ansonsten kommt am nächsten Tag die Rechnung – und zwar in Form von noch stärkeren Schmerzen.

Was hilft stattdessen? Öfter mal Pausen machen. Die Wirbelsäule strecken. Sich richtig hinsetzen. Und genau da kommt der Jakobssitz ins Spiel.

Natürlich ist es toll, wenn man sich beim Sitzen immer wieder aufrichtet. Nur – Hand aufs Rückgrat – kein Mensch hält das den ganzen Tag durch. Nicht einmal mit den besten Trainingsprogrammen und dem teuersten Bürostuhl. Nach ein paar Minuten fällt der Körper wieder in sich zusammen. Deshalb ist »Sitz gerade!« zwar ein beliebter Erziehungssatz, aber nicht wirklich hilfreich.

Was hingegen funktioniert, ist ein kleiner Trick: Winkeln Sie beim Sitzen ein Bein nach hinten ab. Das klingt unspektakulär, hat aber eine große Wirkung. Durch das abgewinkelte Bein schiebt sich automatisch Ihre Hüfte nach vorne – und Sie sitzen plötzlich wie von selbst aufrecht. Ganz ohne Kraft. Ganz ohne Anstrengung. Und ideal für Meetings, in denen man eh nur halb zuhört.

Also: Immer wieder mal ein Bein abwinkeln. Natürlich dürfen Sie ruhig zwischendurch auch mal lümmeln. Der Rücken ist kein Diktator. Aber dann wieder: Bein zurück, Hüfte vor, aufrichten. Sie werden den Effekt spüren.

Noch ein kleiner Helfer aus dem Alltag: Wenn Ihr Stuhl Armlehnen hat – nutzen Sie sie. (Zur Not tut es auch die Tischplatte.) Los geht's: Stützen Sie sich mit den Händen auf und drücken Sie sich kurz nach oben. Auch das richtet Ihre Wirbelsäule auf. Sieht nicht aus wie Sport – ist aber einer! Der Rücken richtet sich auf, die Bauchmuskeln melden sich freundlich zurück aus dem Wochenende.

Im Sitzen wie im Stehen punktet Ihr Rücken mit folgender Übung: Machen Sie sich gerade und strecken Sie Ihre Arme nach oben – am besten mit einer Wasserflasche, Milchpackung oder Hantel. Und jetzt das Entscheidende: Beim Ausatmen strecken Sie sich kräftig nach oben. Das aktiviert die schrägen Bauchmuskeln und bringt Länge in die Wirbelsäule. Das tut gut – und fühlt sich nach kurzer Zeit sogar angenehm an. Und das Beste: Sie können diese Übung sitzend an der Bettkante ebenso machen wie an der Bushaltestelle oder im Büro.

Paralleles Stehen ist was für Salzstangen

Kommen wir zu einem weiteren Klassiker im weiten Feld der Rückengesundheit: dem Stehpult. Eine tolle Idee, wirklich! Viele Unternehmen investieren viel Geld, um ihren Mitarbeitenden ein gesundes Arbeiten zu ermöglichen. Doch was passiert dann? Man steht am Stehpult – und zwar nach zwei Minuten genauso krumm wie zuvor im Sitzen. Parallele Füße, Oberkörper leicht nach vorne, Hüfte rausgeschoben – und zack, ist die Belastung auf die Bandscheibe genauso hoch wie beim Sitzen. Nur eben im Stehen.

Wie lässt sich das vermeiden? Es ist unfassbar einfach: Gehen Sie in die Schrittstellung! Ein Fuß geht nach vorne, der andere zurück, das Gewicht wird gleichmäßig verteilt – und plötzlich wird es unbequem, in sich zusammenzufallen. Der Oberschenkel meldet sich sofort, wenn Sie anfangen »durchzuhängen«. Deshalb: Die gerade Haltung wird zur bequemeren – ein echter Körper-Life-Hack.

Noch besser: Stellen Sie sich einen kleinen Klotz oder Hocker unters Stehpult. Darauf stellen Sie im Wechsel den einen oder anderen Fuß. Das bringt Sie automatisch in eine aufrechte Position.

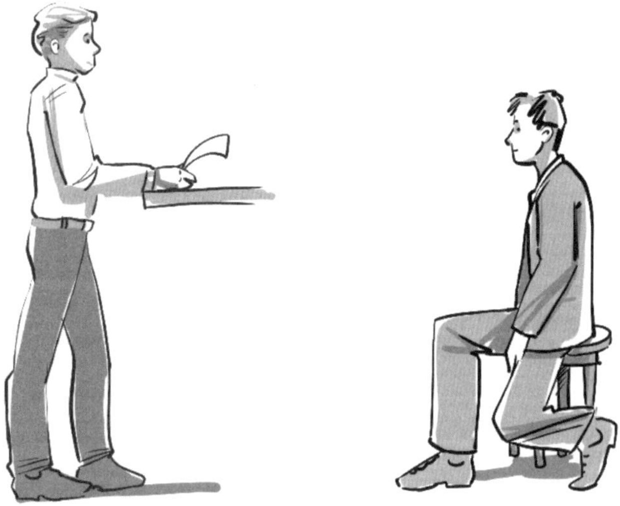

Ein alter Trick übrigens – denn überlegem Sie mal! In jeder Bar gibt es eine Fußstange, eine sogenannte Fußreling, etwa 15 bis 20 Zentimeter über dem Boden. Warum? Weil wir nur mit dieser Hilfe stundenlang an der Theke stehen und unser Bier trinken können, ohne Rückenschmerzen. Die Stange bringt uns unbewusst in eine gesunde, aufrechte Haltung. Clever, oder?

Die »Fußreling« und ihr historischer Hintergrund

Bereits im 19. Jahrhundert waren Fußstangen in Pubs, Salons und Bars verbreitet, besonders in England und den USA. In den amerikanischen Saloons des Wilden Westens – da, wo die Cowboys ihre Stiefel abstreiften und Whiskey ohne Eis bestellten – war die Fußstange Standard. Und sie hatte zwei klare Aufgaben:

Erstens, den Gästen (ob nüchtern oder nicht) mehr Stabilität beim Stehen zu bieten. Zweitens, und das ist der eigentliche Clou: Die Wirbelsäule zu entlasten – auch wenn das damals vermutlich keiner so benannt hätte. Wer einen Fuß auf der Reling abstellte, kam automatisch in eine gesündere, aufrechte Haltung. Und konnte so länger stehen, länger trinken, länger bleiben. Win-win für Gast und Wirt.

Auch im viktorianischen England gehörte die Fußreling bald zum guten Ton – besonders in gehobenen Pubs. Dort wurde sie nicht einfach angeschraubt, sondern feierlich installiert – gern aus poliertem Messing, glänzend wie eine Teekanne. Sie war nicht nur funktional, sondern auch ein Statussymbol: Wer so eine Fußstange hatte, meinte es ernst mit Stil und Komfort.

Heute wissen wir: Diese altmodische Barhilfe ist in Wirklichkeit ein ergonomischer Schatz. Und der Beweis, dass sich unser Körper – ganz ohne moderne Studien – schon immer intuitiv das gesucht hat, was ihm guttut.

Also: Wenn Sie das nächste Mal an einer Bar stehen und einen Fuß auf die Reling stellen – denken Sie daran, dass Sie damit ganz nebenbei etwas für Ihre Rückengesundheit tun. Und vielleicht auch ein kleines Stück Geschichte wiederbeleben.

Bewegung schlägt Haltung

Ob wir bei der Arbeit sitzen oder stehen – das ist im Grunde gar nicht so entscheidend. Viel wichtiger ist, wie wir das tun. Und wie oft wir die Position wechseln. Denn unser Körper ist kein Standbild, sondern ein Bewegungstier. Er will – und muss – regelmäßig in andere Haltungen wechseln.

Auch die beliebten Sitzbälle, wackelnden Hocker oder dynamischen Stehhilfen helfen nur dann, wenn wir sie wirklich nutzen. Wer stundenlang wie ein Buddha auf dem Sitzball verharrt, tut seinem Rücken damit leider keinen Gefallen. Die Botschaft lautet also: Haltung ja – aber bitte in der Mehrzahl.

Das Zwerchfell: Der vergessene Muskel

Ein Thema, das ich im Hinblick auf Prävention unbedingt ansprechen möchte, auch wenn ich darauf später noch unter dem Aspekt »Selbsthilfe« zu sprechen kommen werde, ist – das Zwerchfell. Los geht's!

Das Zwerchfell – auch »Diaphragma thoracis« genannt – ist sozusagen der heimliche Star in Ihrem Körper. Diese Muskel-Sehnen-Kombi trennt die Brusthöhle mit Lunge und Herz von der Bauch-

Zum Merken: Mini-Workout für Rückgrat und Rest

Push-up im Bett:
Nach dem Aufwachen den Oberkörper hochdrücken, Becken bleibt liegen. Bandscheibe, wie geht's dir heute?
Bein zurück unter dem Stuhl:
Schiebt die Hüfte vor, richtet den Rücken auf. Heimliche Superkraft im Sitzen.
Oberkörper hochstemmen:
Armlehnen als Fitnessgerät – einmal kurz liften, Wirbelsäule freut sich.
Stehen mit Style:
Schrittstellung oder Fuß auf Klotz – wirkt Wunder gegen das Steh-Geknicke.

Merksatz: Viel hilft nicht viel – aber oft hilft oft.

höhle, in der Leber, Nieren, Darm und Co. ihr Zuhause haben. Man kann sich das Zwerchfell vorstellen wie eine Kuppel aus Muskeln und Sehnen, fast so elegant wie eine gotische Kathedrale, die sich zwischen Brust und Bauch spannt. Es setzt ungefähr am siebten Brustwirbel an, verankert sich fest an Rippen und Wirbelsäule und reicht bis runter zur Lendenwirbelsäule. Das ist ein ordentlich großer Muskel – eigentlich sind es zwei große Lappen. Würde man die beiden herausnehmen und flach ausbreiten, würden sie locker ein Viertel bis ein Drittel eines sehr großen Esstisches bedecken. Trotzdem hört man kaum jemanden über das Zwerchfell sprechen – den großen und wichtigen Muskel, der zu Unrecht komplett vergessen wird.

Warum ist dieses Muskelmonster so groß? Ganz einfach – weil er für die wichtigste aller Lebensfunktionen zuständig ist: die Atmung. Das Zwerchfell ist der Hauptmotor Ihres Atems. Beim Einatmen zieht es sich zusammen und senkt sich ab – so wie ein Kolben, der Luft in die Lunge saugt, weil sich die Brusthöhle vergrößert. Die »Kuppel« des Zwerchfells wird also flach, Ihre Organe werden dabei zusammengedrückt, die Rippen schwingen nach außen, und im Bauchraum entsteht Druck.

Blasebalg trifft Bodenhaftung

Jetzt mal ehrlich: Wenn Sie den ganzen Tag am Computer sitzen, wo atmen Sie dann hin? Genau – meistens nur oberflächlich in die obere Brust. Der Bauch bleibt außen vor. Schade – denn der Bauchraum funktioniert eigentlich wie ein geniales Pumpsystem. Wir hatten ja schon das Bild von den alten Tretpumpen, mit denen man früher das Planschbecken aufgepumpt hat. Genauso funktioniert Ihr Zwerchfell – wie ein Blasebalg, der den ganzen Tag für Bewegung sorgt. Und es hat einen Mitspieler, sozusagen den Gegenpart, ähnlich wie bei einer Schlagzeugtrommel: Wenn der Schlagzeuger aufs obere Fell haut, vibriert das untere mit.

Dieser Gegenspieler ist Ihr Beckenboden. Der arbeitet nämlich im perfekten Rhythmus mit dem Zwerchfell zusammen und sorgt für Stabilität. Einen starken Bauch bekommen Sie nur, wenn Ihr Zwerchfell richtig atmet und der Beckenboden mitarbeitet.

Das Ganze ist ein durchdachtes System. Durch den Druckwechsel beim Atmen pumpt das Zwerchfell die Flüssigkeiten in Ihrem Bauchraum immer wieder in Bewegung. Komprimieren, entlasten, komprimieren, entlasten – so werden die Flüssigkeiten in die Lymphbahnen gepresst. Diese Lymphbahnen sind übrigens ein Einbahnstraßensystem: Flüssigkeit darf nur in eine Richtung fließen.

Und wohin fließt sie dann? Natürlich nach oben! Denn zurück geht's nicht – die Lymphgefäße erlauben keine Umkehr.

Deswegen ist die Bauchatmung so unfassbar wichtig – sie sorgt dafür, dass alles schön im Fluss bleibt und Ihr Körper nicht versumpft.

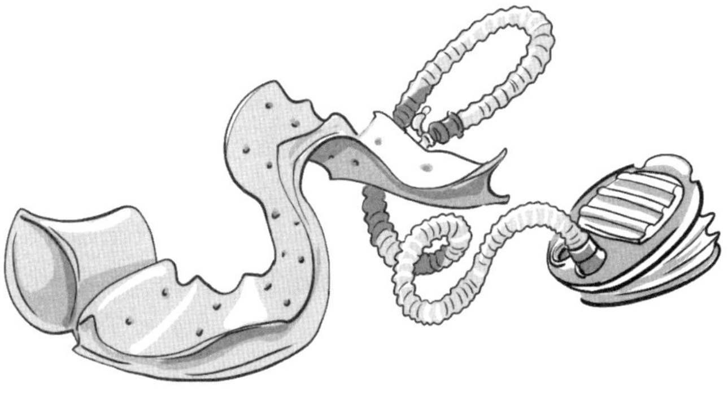

Wie sieht das Zwerchfell eigentlich aus?

Zum Aufbau des Diaphragmas gibt es eine Menge zu erzählen, es ist nämlich kein einfacher Muskel, sondern ein echtes Multitalent aus Muskeln und Sehnen. Der muskuläre Anteil teilt sich in drei Parts auf – quasi die »drei Musketiere« des Atems:

- der Pars sternalis, der von der Rückseite des Brustbeins nach hinten und oben zieht, fast so, als wollte er sich an die Wirbelsäule klammern
- der Pars costalis, der von innen an den unteren sechs Rippen entlangzieht und ins zentrale Sehnenstück des Zwerchfells mündet – das sogenannte Centrum tendineum, quasi der »Mittelpunkt« der Zwerchfell-Kuppel

- und last but not least der Pars lumbalis, der von der Lendenwirbelsäule (Lendenwirbelkörper eins bis drei) ausgeht und sich durch die bindegewebigen, kuppelartigen Verstärkungsbögen zieht, die den klangvollen Namen »Ligamenta arcuata« tragen – klingt kompliziert, sieht aber aus wie kleine Türmchen im Muskel

Diese drei Muskelpartien sind Ihre Atemhelden: Sie ziehen sich zusammen, senken sich ab und drücken auf den Bauchraum. Dadurch entsteht Druck, der die Lymphe, also die Körperflüssigkeit, in Bewegung setzt. Denn im Bauch tummeln sich wichtige Organe – Magen, Nieren, Darm –, die alle auf ein gut funktionierendes Lymphsystem angewiesen sind, damit sie nicht im »Stau« landen. Stellen Sie sich vor, Ihr Bauch wäre ein kleiner Teich: Wenn die Lymphe nicht fließen kann, wird daraus schnell ein stehendes Gewässer, das geradezu nach Problemen schreit. Die Lymphbahnen brauchen also diesen rhythmischen Wechsel: Druck, dann wieder Entspannung – immer schön im Takt, sonst wird's kritisch.

Jetzt kommt das Leben ins Spiel: Wenn Sie spazieren gehen, atmen Sie automatisch tief in den Bauch. Das Zwerchfell kann sich richtig austoben und die Lymphe ordentlich durchpumpen. Sitzen Sie aber den ganzen Tag – im Büro, im Auto, auf dem Fahrrad –, dann bleibt die Atmung flach, und das Zwerchfell schaltet in den Sparmodus. Die Lymphflüssigkeit staut sich, und der Bauch fühlt sich schwer oder aufgedunsen an.

Ein weiterer Clou: Das Zwerchfell wird von Nerven aus der Halswirbelsäule versorgt, genauer gesagt von den Wirbeln drei, vier und fünf. Wenn es in diesem Bereich Probleme gibt, etwa durch Verspannungen oder Fehlhaltungen, kann Ihr Zwerchfell nicht mehr richtig arbeiten. Die Verbindung läuft über einen langen Nerv, der vom Hals bis zum Zwerchfell zieht und für die motorische Steuerung zuständig ist.

Zwerchfell, Nervensystem und Schmerzen

Wenn Sie erkältet sind oder Allergien haben und ständig husten oder niesen müssen, bekommt das Zwerchfell ordentlich was ab. Das kann für sich schon unangenehm sein, aber es können dadurch auch Schmerzen in anderen Körperregionen entstehen. Das liegt unter anderem daran, dass das Zwerchfell über den sogenannten Nervus phrenicus versorgt wird, der dem Bereich der Halswirbelsäule entspringt und dann durch den Brustkorb bis zum Zwerchfell verläuft.

Da der Nervus phrenicus keine Einbahnstraße ist, sondern Reize in beide Richtungen leitet, schickt jedes Husten und Niesen, bei dem sich das Diaphragma anspannt, einen Impuls an die Halswirbelsäule. Das heißt: Eine Reizung am Zwerchfell, Asthma oder Heuschnupfen können auf diesem Weg Nackenprobleme auslösen, die in die Schulter ausstrahlen können – weil die Schulter wiederum sensibel mit der Halswirbelsäule verschaltet ist.

Kurz gesagt: Bronchitis, Asthma oder Heuschnupfen können Schulterprobleme auslösen. Das ist keine esoterische Annahme, sondern reine Anatomie. Unser Körper ist eben ein faszinierendes, komplexes Netzwerk, in dem alles eng zusammenhängt.

Nicht nur über die Nerven können Probleme entstehen, sondern auch bei einer Blockade des Pumpsystems: Wenn Sie zum Beispiel bei einer heftigen Bronchitis einen Spasmus bekommen – sich also der Zwerchfell-Muskel unkontrolliert zusammenzieht –, dann kann das die Lymphzirkulation blockieren. Die Flüssigkeit kann nicht mehr richtig abtransportiert werden, staut sich, und im Bauch kommt es zu sogenannten Kongestionen. Frauen bemerken das oft an einem tiefsitzenden, vorgewölbten Bauch, Männer eher an einem aufgeblähten Oberbauch. In extremen Fällen sieht der Bauch dann fast aus wie ein Ballon.

Wie lange so ein Stau besteht, hängt davon ab, wie stark die Spannung ist und wie lange sie anhält. Das Gute ist: Sie kann sich wieder lösen. Wenn das Zwerchfell wieder normal arbeitet, zieht sich der Bauch wieder zusammen. Spezielle physiotherapeutische Griffe und Techniken können helfen, das Zwerchfell zu lockern und die Verspannung zu lösen – quasi eine Wellnessbehandlung für Ihren Atemmuskel.

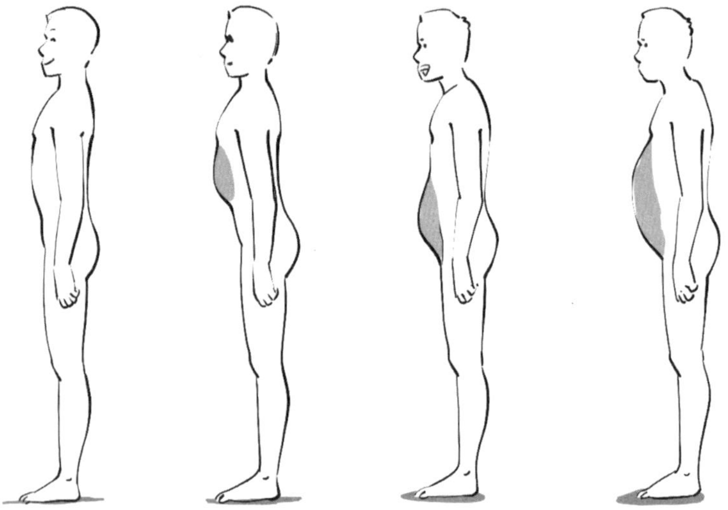

Das Tunnelsystem durchs Zwerchfell

Das Diaphragma ist keine feste Platte, durch die nichts hindurchgeht. Ganz im Gegenteil: Es verfügt über drei ziemlich wichtige Durchgänge, die für eine Versorgung von unten nach oben und umgekehrt sorgen – quasi die Autobahnverbindungen des Körpers.

Da wäre zuerst das Loch für die Speiseröhre – die »Rutsche«, durch die Ihr Essen vom Mund in den Magen saust. Dann die Öffnung für die Vena cava inferior – die große untere Hohlvene, die sauerstoffarmes Blut aus Beinen, Becken und Bauch zurück zum Herzen bringt. Spannend wird's, wenn man sich anschaut, dass sie Teil eines richtig cleveren Blutkreislaufs ist: Über die sogenannte Pfortader fließt das Blut aus den Bauchorganen wie Magen, Darm, Milz und Bauchspeicheldrüse erst zur Leber, wo es gefiltert wird, bevor es über die Lebervenen in die Vena cava inferior und schließlich ins Herz zurückkehrt. Dabei werden auch die Lymphflüssigkeiten abtransportiert – also alles, was der Körper nicht mehr braucht, wird hier rausgeschafft. Und als drittes Loch im Zwerchfell gibt es noch einen Durchgang für die Aorta, die Hauptschlagader, die das frische, sauerstoffreiche Blut vom Herzen in alle Ecken und Enden Ihres Körpers pumpt.

Jetzt ist klar: Diese drei Öffnungen sind keine starren Löcher, sondern bewegen sich mit, denn sie arbeiten und leben, ziehen sich zusammen und öffnen sich wieder. Und genau hier liegt der Knackpunkt: Wenn das Zwerchfell zu verspannt ist, verändern sich die Formen dieser Löcher. Sie können sich verziehen, verengen oder aus dem Takt kommen – und dann läuft die Versorgung und Entsorgung Ihres Körpers nicht mehr so rund wie gewohnt.

Nehmen wir zum Beispiel die Speiseröhre. Das Zwerchfell wickelt sich hier wie eine muskuläre Schlinge um den Schließmuskel der Speiseröhre und gibt ihm so einen Extra-Druckkick. Dieser zusätzliche Druck sorgt dafür, dass Magensäure und Essen nicht zurück in die Speiseröhre kriechen können – sonst würde man nämlich ordentlich unter Sodbrennen leiden.

Ist der Schließmuskel aber schwach oder wird er durch zu hohen Druck im Bauchraum belastet, verzerrt das Zwerchfell die Öffnung. Die Folge: Der Schließmuskel arbeitet nicht mehr richtig, und das, was eigentlich unten bleiben soll, wandert nach oben. Die Folge? Ein fieser Rückfluss – der berüchtigte Reflux –, der Ihnen das Leben schwer machen kann.

Ähnliches passiert auch bei den anderen beiden Löchern im Zwerchfell: Wenn der Bauchraum zu sehr unter Druck steht, kommt's zu Stau und Rückfluss, was unter anderem das Risiko für Krampfadern erhöht – im Bauch, an den Beinen oder sogar im Analbereich.

Wenn Sie sich das nicht vorstellen können, machen Sie mal Folgendes: Umgreifen Sie Ihr Handgelenk und drücken Sie fest auf die Venen. Zack, die Adern schwellen an, weil das Blut nicht mehr wie gewohnt zurückfließen kann. Ob nun »Kongestion« (also Stau) oder Krampfader – das Prinzip dahinter ist das gleiche: Wenn der Abfluss klemmt, staut sich alles.

Das Wechselspiel von Druck und Zug

Schließen wir mal den großen Kreis: Das Zwerchfell ist wie gesagt der beste Partner des Beckenbodens – sozusagen sein Gegenspieler im Duett. Wenn das Zwerchfell richtig gut mitspielt und locker arbeitet, dann darf auch der Beckenboden seine Arbeit machen und fühlt sich wohl. Aber wenn das Zwerchfell verkrampft und starr ist, dann zieht es den Beckenboden gleich mit runter in den Fest-Modus.

Ein fester Beckenboden klingt ja erst mal super – so wie ein straffer Muskel, der alles an Ort und Stelle hält. Aber Achtung: Fest darf er sein, aber nicht so steif und unbeweglich, dass er keine Bewegung mehr zulässt. Denn ein zu lockerer Beckenboden sorgt für Probleme, wenn's ums Halten geht – Blase oder Darm können sich dann schon mal »verabschieden«. Aber ein zu harter Beckenboden? Der kann Schmerzen verursachen, und Wasserlassen oder Stuhlgang werden dann plötzlich zur echten Herausforderung. Also gilt: Die goldene Mitte ist das Ziel – ein fester, aber elastischer und beweglicher Beckenboden.

Unser Körper ist ein Meisterwerk aus Leitungen und Röhren, und das Ganze lebt von einem Wechselspiel aus Druck und Zug, aus Bewegung und Entspannung. Wenn alles festhängt und nichts mehr fließt, dann reagiert der Körper nicht mehr auf die kleinen Signale, die er dringend benötigt. Doch wenn wir diesen lebendigen Tanz unterstützen, zum Beispiel durch bewusstes, tiefes Einatmen in den Bauch und mit gezielter manueller Therapie, dann passiert oft ganz schnell etwas Magisches: Patienten, die so eine Behandlung bekommen, rennen oft schon direkt nach der Sitzung aufs Klo – weil der Körper die Staus jetzt einfach loswerden will!

Das zentrale Allroundtalent

Dieser riesige, aber so oft vergessene Muskel – unser Zwerchfell – macht wirklich eine Menge. Wenn er ordentlich arbeitet, dann werden unnütze »Abfallprodukte« aus dem Bauchraum abtransportiert, Stauungen (Kongestionen) lösen sich auf, der Bauchumfang schrumpft – denn da steckt eben nicht immer nur Fett drin –, die Beine fühlen sich leichter an, und das Risiko für Krampfadern sinkt.

Und ganz besonders wichtig: Wenn man Asthma hat, Rheuma oder nach einer Lungenentzündung noch nicht wieder richtig durchatmen kann, dann braucht das Zwerchfell eine Extra-Portion Liebe und Aufmerksamkeit. Mit gezielter Therapie, bewusstem Atmen, manueller Mobilisation und Dehnübungen kann man das Diaphragma wieder fit machen – damit es richtig durchstarten kann und der ganze Körper wieder besser funktioniert.

Jetzt werfen wir mal einen Blick auf einen anderen echten Schwergewichtler im Körper: den Psoas, auch bekannt als der große Lendenmuskel oder Musculus iliopsoas. Er ist quasi die Hauptverbindung zwischen Ober- und Unterkörper, sorgt dafür, dass wir die Hüfte beugen können und stabilisiert unsere Wirbelsäule. Man nennt ihn nicht umsonst »das menschliche Filet« – ein Muskel, der richtig Power hat und der auch gern mal »Seelenmuskel« genannt wird, weil er so eng mit unseren Emotionen und Stress verknüpft ist.

Das Fasziengewebe vernetzt den Psoas und unser Zwerchfell fest miteinander. Die beiden beeinflussen sich gegenseitig ganz schön stark. Wenn der Psoas verspannt ist, atmet das Zwerchfell nicht mehr richtig mit, und umgekehrt kann ein verkrampftes Zwerchfell die Funktion des Psoas ausbremsen.

Der Psoas ist nicht nur groß, sondern auch ein Muskel-Macho: Nach dem Masseter-Kaumuskel ist er der zweitkräftigste Muskel in unserem Körper – ganz ohne Fettanteile, wie es sich für ein Filet gehört. Sein großer Bruder, der Quadratus lumborum, ist sozusagen das Steak im Muskelmenü. Dieser vierseitige Lendenmuskel sitzt tief in der Bauchwand und hält Lendenwirbelsäule und Becken stabil.

Beide, Psoas und Quadratus lumborum, schlängeln sich quasi durch eine Tunnelröhre im Zwerchfell. Sie sind beim Atmen, aber auch beim Husten im Dauereinsatz und werden dabei ganz schön beansprucht. Das erklärt auch, warum Husten bei Verspannungen oft richtig wehtun kann.

Unser Zwerchfell ist der Superstar der Atmung – der Hauptatemmuskel schlechthin. Und weil Husten das Diaphragma so fordert, können Verspannungen hier schnell Schmerzen verursachen. Der Quadratus lumborum stabilisiert die unteren Rippen beim Einatmen und unterstützt beim Ausatmen, was bei kräftigem Husten ebenfalls zur Belastung wird. Der Psoas wiederum kann aufgrund seiner engen Verbindung zum Zwerchfell bei Hustbewegungen ebenfalls unter Druck geraten.

Und das kann eine Kettenreaktion zur Folge haben: Wenn der Psoas, ein Hüftbeuger, verspannt oder verkürzt, dann kippt das Becken automatisch nach vorne, und der Rücken geht ins Hohlkreuz. Die Hüfte bleibt ständig gebeugt – und das ist auf Dauer nicht nur unangenehm, sondern kann auch ernsthafte Schäden anrichten. Sprich: Ein belastetes Diaphragma kann sich negativ auf den Psoas auswirken und auf diesem Wege zu Hüftproblemen führen.

So gemein diese Umwege manchmal auch sein mögen – es liegt zugleich eine große Chance in ihnen, denn wir können sie auch positiv nutzen: Wenn es gelingt, das Zwerchfell wieder beweglich und elastisch zu machen – durch manuelle Therapie und gezielte Atemübungen –, profitiert der Psoas direkt mit. Die fasziale Verbindung ermöglicht es, durch die Behandlung des einen auch den anderen Muskel zu lockern.

Wann sollte ein Therapeut an das Zwerchfell denken?

Ganz einfach: Immer dann, wenn die Atmung hakt! Das Zwerchfell ist unser Hauptatemmuskel – ohne ihn läuft nix. Deshalb liegt es bei allen Patienten, die über Atemprobleme klagen – ständigen Husten, allergisches Niesen, Asthma oder Husten nach Corona-Infektionen – nahe, das Diaphragma genauer unter die Lupe zu nehmen. Möglicherweise ist es durch die Atemprobleme ordentlich verspannt und ziemlich starr geworden. Und wenn der Muskel sich nicht mehr geschmeidig bewegen kann, verliert er an Bewegungsfreude – und das spürt der ganze Körper.

Was bedeutet das konkret? Die Patienten klagen zum Beispiel über eine eingeschränkte Beweglichkeit der Wirbelsäule. Denn das Zwerchfell kuschelt sich eng an die Nachbarn Quadratus lumborum und Psoas – und wenn es da zwickt und die Muskeln nicht mehr richtig gleiten können, kann das unangenehme Probleme im unteren Rücken oder in der Hüfte verursachen.

Auch bei Schulterschmerzen ist aufgrund der Verbindung zwischen Zwerchfell und Halswirbelsäule durch den Nervus phrenicus an die Möglichkeit zu denken, dass ein verspanntes Diaphragma die Ursache sein könnte.

Oder die Symptome beziehen sich auf die beschriebenen Kongestionen, also Rückstauungen im Bauchraum, oder neurologisch verursachte Störungen.

Deshalb frage ich meine Patienten in solchen Fällen immer: Haben Sie Asthma? Allergien? Waren Sie kürzlich an Covid erkrankt? Gerade in der Pandemie hat sich gezeigt, wie eng

Zwerchfell und Muskel-Gelenk-Symptome zusammenhängen: Schultern und Nacken waren bei vielen plötzlich anfälliger für Schmerzen, obwohl sie sich nicht erinnern konnten, etwa eine falsche Bewegung gemacht, sich zu wenig bewegt oder sich verhoben zu haben.

Die meisten denken bei plötzlichen Schulterschmerzen natürlich nicht sofort an Covid oder das Zwerchfell, sondern eher an einen falschen Griff beim Sport oder eine ungünstige Bewegung. Das kann auch sein! Aber manchmal steckt eben mehr dahinter.

Um das herauszufinden, stelle ich zuerst die passenden Fragen. Dann fühle ich mit den Händen nach dem Zwerchfell. Und das Tolle: Man kann es sogar hören! Bei einem gut arbeitenden Diaphragma klingt das Einatmen hohl, das Ausatmen eher dumpf. Wenn das Zwerchfell aber zu fest ist, fehlt dieser feine Klang – und der Therapeut hört das sofort heraus.

Die gute Nachricht: Gewusst wie, lässt sich das Diaphragma wunderbar behandeln. Mit dreidimensionalen Techniken, die das Zwerchfell mobilisieren und entspannen. Und auch Sie als Patient selbst können etwas für das Wunderwerk Zwerchfell tun.

Sauer macht nicht lustig – sondern empfindlich

Ein oft unterschätzter Faktor beim Schmerzempfinden ist die Säure-Basen-Balance im Körper. Wenn wir zu »sauer« sind, wird nicht nur die Stimmung gereizter – auch unsere Schmerzrezeptoren fühlen sich in diesem sauren Milieu ausgesprochen wohl.

Wie entsteht so ein Ungleichgewicht? Durch einen Lebensstil, den viele von uns kennen und von dem wir alle wissen, dass er nicht gesund ist:

- eine Ernährung mit viel fettreichem Fleisch, Wurst, Käse, Alkohol, Zucker, Weißmehl
- Stress, wenig Bewegung, Schlafmangel

- besonders bei Gicht: Lebensmittel mit hohem Puringehalt, die den Harnsäurespiegel steigen lassen (zum Beispiel Innereien, Sardinen, Hülsenfrüchte)

Die gute Nachricht? Wir können gegensteuern – mit einer Ernährung, die den Körper basisch unterstützt:

- frisches Gemüse, Kartoffeln, Obst (auch Zitrusfrüchte – sie wirken im Körper basisch!), Kräuter
- Nüsse, Samen, Keimlinge
- viel Wasser, Kräutertees, regelmäßige Bewegung

Eine häufig empfohlene Faustregel lautet: Eine ausgewogene Ernährung sollte etwa 70 bis 80 Prozent basenbildende und 20 bis 30 Prozent säurebildende Lebensmittel enthalten. Das ist keine strenge Diät, sondern eher eine Einladung, Ihren Körper besser zu verstehen – und ihm zu geben, was er wirklich braucht.

Sie müssen nicht von heute auf morgen alles umkrempeln. Aber vielleicht beginnen Sie mit einem achtsamen Blick auf Ihre Ernährung. Oder mit einer kleinen Pause im Alltag, in der Sie sich selbst fragen: »Wie geht es mir eigentlich gerade – körperlich, seelisch, ganzheitlich?«

Manchmal reicht genau dieser erste Schritt, um etwas in Bewegung zu bringen. Und wenn alles gut läuft, meldet sich der Schmerz irgendwann nur noch selten – oder macht ganz einfach mal Urlaub.[2]

Gastbeitrag: Nutri-Epigenetik – wie die Ernährung Heilungsprozesse steuert

Lisa Schustermann

Schmerz als Systemsignal: Warum Rückenschmerzen immer wiederkehren

Vielleicht kennen Sie die Situation: Sie liegen auf der Liege, atmen bewusst in den Schmerz hinein, Ihr Therapeut löst Triggerpunkte, mobilisiert Gelenke und lockert verspannte Muskulatur. Für einen Moment fühlt sich alles leichter an, fast so, als sei die Ursache behoben. Doch wenige Tage später kehrt das vertraute Ziehen, Drücken oder Brennen zurück. Rückenschmerzen sind Meister darin, wiederzukehren – und genau das ist ihre Botschaft.

Wenn Rückenschmerzen ausschließlich lokal betrachtet werden, entgeht uns ihr tieferer Sinn. Natürlich kann ein verrutschter Wirbel, verspannte Muskulatur oder eine Fehlhaltung Auslöser sein. Doch warum treten die Beschwerden so hartnäckig immer wieder auf, selbst bei Menschen, die regelmäßig trainieren, dehnen und Physiotherapie nutzen?

Die Antwort liegt häufig jenseits des Rückens. Chronischer Schmerz ist Ausdruck einer Systemstörung – nicht nur von Knochen, Muskeln und Bandscheiben, sondern auch von Darm, Immunsystem, Hormonhaushalt, Schlafrhythmus, Stressniveau – und entscheidend: von der Ernährung.

Schmerz als Symptomträger – der Körper spricht in Bildern

Schmerz ist wie ein Sprecher auf einer Bühne. Er hält das Mikrofon und ruft deutlich: »Hier stimmt etwas nicht!« Die eigentlichen Regisseure aber bleiben im Hintergrund – Entzündungen, Energiemangel, Darmprobleme oder epigenetische Fehlsteuerungen.

Stellen Sie sich Ihren Körper als Orchester vor: Wenn der Schlagzeuger (Ihr Darm) den Rhythmus verliert, der Pianist (Ihre Mitochondrien) zu leise spielt und die Geiger (Ihr Immunsystem) zu laut werden, entsteht Disharmonie. Ihr chronischer Schmerz ist in diesem Bild das Mikrofon: Er verstärkt die Dissonanzen, macht sie hörbar, damit Sie sie nicht ignorieren können.

Viele Menschen reagieren so, wie man es bei einem schiefen Orchester niemals tun würde – sie schalten einfach das Mikrofon aus. Schmerzmittel, kurzfristige Therapien, Ablenkung. Das Mikrofon wird leiser, aber die falschen Töne bleiben. Nachhaltige Veränderung entsteht erst dann, wenn das Orchester neu gestimmt wird – und genau an diesem Punkt kommen Ernährung, Mikrobiom und Epigenetik ins Spiel.

Epigenetik und Lebensstilfaktoren

Vielleicht haben auch Sie schon gehört: »Das liegt in den Genen.« Krankheiten wie Diabetes, Arthrose, Übergewicht oder Depressionen werden oft als genetisch vorherbestimmt betrachtet. Doch moderne Forschung zeigt: Gene sind Möglichkeiten, kein unabänderliches Schicksal. Sie sind wie Lichtschalter: Sie können ein- oder ausgeschaltet werden.

Man kann einen Schalter auf »hell« oder »dunkel« drehen, an- oder ausschalten, aber die Lampe bleibt dieselbe. Die Epigenetik beschreibt die Mechanismen, die bestimmen, welche Gene aktiv oder inaktiv sind – und diese Mechanismen reagieren auf Ihre täglichen Entscheidungen. Ernährung, Bewegung, Schlaf und Stress bestimmen, welche Schalter umgelegt werden. Die Wissenschaft, die erforscht, wie Nahrung die Gene steuert, heißt »Nutri-Epigenetik«.

Die Ernährung hat einen entscheidenden Einfluss: Jede Mahlzeit, jede Tasse Tee, jedes Glas Wein wirkt als Signal. Ihre Gene hören zu. Sie entscheiden, ob Sie Entzündung oder Heilung fördern,

Energie aufbauen oder verbrauchen. Essen ist also weit mehr als Nährstoffzufuhr – es ist Information. Und diese Information kann Ihre Heilungsprozesse steuern.

Rückenschmerzen sind kein isoliertes Phänomen, sondern Ausdruck eines Systems, das aus dem Gleichgewicht geraten ist. Ihr Körper spricht mit Ihnen – über Signale, die sich als Schmerz zeigen. Wenn Sie bereit sind, diese Sprache zu verstehen und auf systemischer Ebene zu antworten – über Ernährung, Lebensstil und Selbstregulation –, können Heilungsprozesse beginnen.

Ernährung, Darmmikrobiom und Schmerz – die unterschätzte Achse

Rund 75 Prozent aller chronisch-entzündlichen Erkrankungen in der westlichen Welt stehen mit einem veränderten Darmmikrobiom in Zusammenhang. Dieses produziert Vitamine, kurzkettige Fettsäuren wie Butyrat und reguliert Entzündung, Immunsystem und Stimmung.

Etwa 90 Prozent des körpereigenen Serotonins werden im Darm gebildet, abhängig vom Mikrobiom. Dort beeinflusst es die Verdauung, die Immunantwort und die Kommunikation mit dem Nervensystem. Über den Tryptophan-Stoffwechsel wirkt das Mikrobiom indirekt auf Stimmung und Stressresistenz.

Das Mikrobiom umfasst Bakterien, Viren und Pilze – ein komplexes Ökosystem, das über die Darm-Hirn-Achse Nervensystem und Immunsystem beeinflusst. Etwa 70 Prozent aller Immunzellen befinden sich in der Darmschleimhaut und werden von Mikroorganismen geprägt. Gerät die Balance aus dem Gleichgewicht, entsteht eine niedriggradige, systemische Entzündung, die Schmerz- und Stressverarbeitung beeinflusst.

Das Mikrobiom als Orchester

Stellen Sie sich Ihr Mikrobiom wie ein riesiges Orchester vor: Millionen Musiker – Bakterien, Viren und Pilze – spielen in Ihrem Darm. Manche übernehmen sanfte Streicherparts, andere das rhythmische Schlagzeug, wieder andere die Melodie. Wenn alle Instrumente harmonisch aufeinander abgestimmt sind, herrscht Gleichklang – Ihr Immunsystem ist stabil, Ihre Verdauung funktioniert reibungslos, Ihre Stimmung ist ausgeglichen, und Entzündungsprozesse halten sich im Zaum.

Doch was passiert, wenn die Hälfte des Orchesters fehlt oder falsch spielt? Dann wird aus Harmonie Dissonanz. Einseitige Ernährung, Stress, Antibiotika oder Umweltgifte können ganze Musikergruppen zum Verstummen bringen. An ihre Stelle treten »Krawallmacher« – Bakterien, die Zucker lieben, Gifte produzieren und Entzündung fördern. Das Mikrobiom spielt dann nicht mehr Mozart, sondern ein chaotisches Durcheinander – und irgendwo in Ihrem Körper spüren Sie die Folgen in Form von Schmerz.

Faszinierend ist, dass das Mikrobiom nicht nur die Verdauung reguliert, sondern über Stoffwechselprodukte direkt in Ihre Epigenetik eingreift. Ein Beispiel ist Butyrat, eine kurzkettige Fettsäure, die von bestimmten Bakterien gebildet wird, wenn Sie ausreichend Ballaststoffe essen. Butyrat wirkt wie ein Dirigentenstab für Ihre Gene: Es schaltet entzündungsfördernde Programme aus und aktiviert Regenerationsmechanismen.

Wenn Sie Ihrem Darm die richtigen »Musiknoten« in Form von Ballaststoffen, Polyphenolen und fermentierten Lebensmitteln geben, entsteht Harmonie: Ihr Körper beginnt, Heilung und Schmerzfreiheit zu fördern. Wie Sie gezielt die Butyratproduktion unterstützen können, erfahren Sie im Abschnitt über Makronährstoffe.

Leaky Gut – wenn die Barriere durchlässig wird

Ihr Darm gleicht einer schützenden Burgmauer. Sie hält schädliche Eindringlinge fern, lässt jedoch Nährstoffe passieren. Diese Mauer besteht aus Zellen, die über enge Verbindungen – sogenannte Tight Junctions – miteinander verbunden sind.

Stress, bestimmte Zucker, Alkohol, Medikamente oder eine ungünstige Zusammensetzung des Mikrobioms (Dysbiose) können diese Verbindungen lockern. Die Barriere wird durchlässig – unverdaute Partikel und bakterielle Bestandteile (Lipopolysaccharide) können in den Blutkreislauf gelangen. Ihr Immunsystem reagiert sofort, wie ein aufgescheuchter Wächter, der bei jedem kleinen Geräusch Alarm schlägt.

Das Ergebnis: eine chronische, stille Entzündung. Diese Entzündung erhöht die Empfindlichkeit der Schmerzrezeptoren, schwächt die Muskulatur und macht Bandscheiben anfälliger für Verletzungen.

Auch Gluten – das Klebereiweiß in Weizen, Roggen und Gerste – kann in größeren Mengen die Darmbarriere reizen und so stille Entzündungsprozesse fördern, selbst wenn keine Zöliakie vorliegt.

Die gute Nachricht: Die Burgmauer lässt sich wieder abdichten. Durch ballaststoffreiche Ernährung, fermentierte Lebensmittel, die Reduktion von Industriezucker und Alkohol sowie gezielte Stressregulation kann sich die Darmbarriere regenerieren. Die richtige Ernährung wirkt dabei wie Mörtel, der die Mauer wieder festigt.

Silent Inflammation – das leise Feuer im Hintergrund

Während akuter Schmerz uns laut aufschreien lässt, flüstert die stille Entzündung – und genau deshalb bleibt sie so oft unbemerkt. »Silent Inflammation« bedeutet, dass Ihr Immunsystem in ständiger, unterschwelliger Alarmbereitschaft ist. Es produziert kontinuierlich Botenstoffe wie Interleukin-6 oder TNF-alpha, die dauerhaft wirken, ohne dass Sie es unmittelbar merken.

Doch dieses leise Feuer hat Folgen:

- Ihre Bandscheiben regenerieren langsamer.
- Ihre Muskeln ermüden schneller.
- Ihre Nervenbahnen werden empfindlicher und melden Schmerz intensiver.
- Ihre Mitochondrien – die Kraftwerke Ihrer Zellen – arbeiten ineffizienter.

Stellen Sie sich Ihren Körper wie einen Akku vor: Die stille Entzündung wirkt wie ein Hintergrundprogramm, das permanent Energie verbraucht. Ganz gleich, wie oft Sie »aufladen« – der Akku entleert sich immer wieder. Genau so fühlen sich viele Menschen mit chronischen Schmerzen: nie vollständig erholt, nie wirklich regeneriert.

Die Verbindung zur Ernährung ist offensichtlich: Industriezucker, stark verarbeitete Lebensmittel, Transfette, Alkohol und Dauerstress sind wie Öl im Feuer. Ballaststoffe, Polyphenole, Omega-3-Fettsäuren und hochwertige Proteine wirken dagegen wie Wasser, das löscht und kühlt.

Sie entscheiden jeden Tag mit Ihrer Gabel, ob Sie dieses Feuer nähren oder löschen.

Ihr Darm ist weit mehr als ein Verdauungsorgan – er ist ein zentraler Regler für Immunität, Stimmung, Energie und Schmerzempfindung. Wenn das Gleichgewicht im Mikrobiom gestört ist, entstehen stille Entzündungen, die den Körper schwächen und Heilungsprozesse bremsen. Durch bewusste Ernährung können Sie das Mikrobiom gezielt stärken, Entzündungen dämpfen und so eine Grundlage für Regeneration und Schmerzlinderung schaffen.

Nutri-Epigenetik – wenn Nahrung Ihre Gene steuert

Die Nutri-Epigenetik zeigt, dass jede Mahlzeit eine Botschaft an Ihre DNA ist. Dieses Forschungsfeld untersucht, wie Ernährung die Genaktivität beeinflusst – und damit Entzündungen, Heilung und Stoffwechselprozesse steuert. Gene sind dabei nicht starr, sondern vergleichbar mit Drehreglern auf einem Mischpult. Die Frage lautet: Welche »Musik« möchten Sie abspielen lassen?

Die Sprache der Ernährung übersetzt sich über verschiedene biologische Mechanismen. Manche Nährstoffe liefern Methylgruppen, die Gene an- oder ausschalten können. Andere wirken als Signalstoffe und modulieren Enzyme oder kleine Regulatoren wie microRNAs. Wieder andere entstehen erst im Darm und senden von dort epigenetische Signale zurück zu Ihren Genen.

Drei Beispiele verdeutlichen, wie stark Nahrung als Information wirkt:

- **Methylkreislauf:** Stellen Sie sich diesen Kreislauf wie eine Poststelle vor. Briefe (Ihre Gene) müssen mit Marken (= Methylgruppen) versehen werden, damit sie korrekt zugestellt werden. Fehlen Folat, B12, B6, Magnesium, Cholin oder Betain, bleiben die Briefe liegen – Ihre Genbotschaften kommen nicht oder fehlerhaft an. Das Ergebnis: Entzündungen steigen, die Stimmung kippt, die Energie sinkt.
- **Sekundäre Pflanzenstoffe:** Sulforaphan aus Brokkolisprossen, Curcumin aus Kurkuma, Resveratrol aus roten Trauben oder EGCG aus grünem Tee wirken als feine Modulatoren. Sie beeinflussen Enzyme, die Ihre DNA regulieren, und sogar kleine Schalter wie microRNAs. Ihr Effekt: weniger Stress, weniger Entzündung, mehr Reparatur.
- **Kurzkettige Fettsäuren, zum Beispiel Butyrat:** Dieses Darmprodukt, das beim Abbau von Ballaststoffen entsteht, wirkt epigenetisch auf Gene, die für die Stressregulation von Bedeutung

sind. Diese Gene entscheiden, wann die Stresshormone, etwa Cortisol, losrennen, wie stark sie auf die Nervenzellen einwirken und wann wieder Ruhe einkehren darf. Butyrat verändert nicht die DNA selbst, sondern wie die stressregulierenden Gene abgelesen werden, und beeinflusst damit unsere Stressreaktion.

So wird deutlich: Chronische Schmerzen sind kein Zufall, sondern das Ergebnis vieler kleiner Signale, die Ihre Gene täglich empfangen – und Essen ist die Sprache, die diese Signale bestimmt.

Sekundäre Pflanzenstoffe und microRNAs – die feinen Taktgeber Ihrer Gene

Während Makro- und Mikronährstoffe die Grundarchitektur Ihres Körpers versorgen, wirken sekundäre Pflanzenstoffe und microRNAs wie subtile Feinabstimmer im Orchester. Sie entscheiden, ob die Musik harmonisch klingt oder kleine Dissonanzen entstehen, die langfristig Entzündungen und Schmerz fördern.

Sekundäre Pflanzenstoffe – Farb- und Schutzstoffe aus Pflanzen wie Polyphenole, Flavonoide oder Carotinoide – leisten weit mehr als antioxidativen Schutz. Substanzen wie Sulforaphan, Curcumin oder Resveratrol binden an Enzyme, die Ihre Gene regulieren, und können ganze Genprogramme an oder ausschalten. Einige aktivieren Reparatur- und Entzündungshemmer, andere fördern die Bildung körpereigener Antioxidantien wie Glutathion.

Noch faszinierender ist die Rolle der microRNAs (miRNAs) – winzige, nicht-codierende RNA-Moleküle, die wie präzise Schalter wirken. Sie entscheiden, ob ein Gen still bleibt oder ob seine Baupläne in Proteine übersetzt werden. Viele Pflanzenstoffe entfalten ihre Wirkung, indem sie genau diese microRNAs beeinflussen. So kann schon eine Handvoll Beeren oder eine Tasse grüner Tee epigenetische Signale senden, entzündungsfördernde microRNAs herunterregeln und gleichzeitig solche aktivieren, die Regeneration und Zellschutz fördern.

Für chronische Schmerzen bedeutet das: Jede bunte Mahlzeit ist mehr als Nährstoffzufuhr – sie ist eine Botschaft an Ihre Gene. Mit Pflanzenvielfalt orchestrieren Sie unbewusst Ihre microRNAs und bestimmen, ob Ihr Körper Entzündung nährt oder Heilung ankurbelt.

Top-Lebensmittel für gesunde microRNAs und weniger Entzündung

- **Brokkolisprossen:** Reich an Sulforaphan, aktivieren Entgiftungs- und Reparaturenzyme
- **Blaubeeren und dunkle Beeren:** Voller Anthocyane, regulieren entzündungsfördernde microRNAs herunter
- **Grüner Tee:** Liefert EGCG, schützt DNA und moduliert Stress-Signalwege
- **Kurkuma (mit schwarzem Pfeffer):** Curcumin hemmt proinflammatorische microRNAs.
- **Rote Trauben oder Traubensaft:** Enthalten Resveratrol, stärken Mitochondrien und dämpfen Entzündung
- **Nüsse und Samen:** Liefern Polyphenole und Omega-3-Fettsäuren, stabilisieren Zellmembranen und beeinflussen microRNAs der Fettverbrennung

Makronährstoffe: Mehr als nur Kalorien

Makronährstoffe sind weit mehr als bloße Energieträger. Sie bilden die Grundbausteine, aus denen Ihre Zellen, Hormone und Botenstoffe entstehen. Gleichzeitig wirken sie wie biologische Signale: Die Qualität Ihrer Kohlenhydrate, Fette und Proteine entscheidet maßgeblich darüber, ob Ihr Stoffwechsel in Balance bleibt – oder ob sich Prozesse in Richtung Entzündung und Dysregulation verschieben.

Zu den Makronährstoffen zählen:
- Kohlenhydrate
- Proteine
- Fette

Für die meisten Menschen ohne extreme körperliche Belastung gilt als Orientierung bei der Ernährung, auf ein grobes Verhältnis von etwa 50 Prozent Kohlenhydraten, 30 Prozent Fetten und 20 Prozent Proteinen zu achten. Diese Zahlen sind keine starren Regeln, sondern ein Rahmen, der zeigt, wie der Körper im Durchschnitt am besten versorgt wird. Ihr individueller Bedarf hängt von Bewegung, Muskelmasse, Hormonstatus, Stressniveau und auch genetischen Faktoren ab.

Doch entscheidend ist letztlich nicht die App, die Kalorien oder Makronährstoffe zählt, sondern Ihre Fähigkeit, wieder auf Ihren Körper zu hören. Viele Menschen haben dieses Gespür im Laufe der Zeit verloren – durch Diäten, restriktive Ernährungsregeln oder einen Lebensstil, der Hunger- und Sättigungssignale überlagert.

Schon im Kindesalter lernen viele, den Teller leer zu essen, auch wenn sie längst satt sind, oder werden mit Süßigkeiten belohnt. Dadurch verliert sich der natürliche Kontakt zum inneren Kompass.

Finden Sie den Weg zurück zu Ihrer inneren Navigation! Wenn Sie Ihrem Körper hochwertige Proteine, gesunde Fette, komplexe Kohlenhydrate und ausreichend Mikronährstoffe zuführen, wird er sich mit der Zeit wieder melden. Sättigung fühlt sich dann nicht wie Verzicht an, sondern wie innere Ruhe – ein Gefühl von Balance.

Das ist die Grundlage für intuitives, gesundes Essen: nicht Kontrolle, sondern Vertrauen.

Qualität statt Quantität

In der klassischen Ernährungsberatung dominieren oft Verbote: »Essen Sie weniger davon, lassen Sie jenes weg, verzichten Sie auf dies.« Doch solche Ansätze erzeugen ein Gefühl von Mangel. Körper und Psyche reagieren darauf mit Frust, Motivationsverlust und einer beinahe zwanghaften Suche nach Ersatz.

Nachhaltige Veränderung gelingt nur, wenn Sie beginnen, in Fülle zu denken – weg von »Ich darf nicht«, hin zu »Mein Körper braucht – und zwar das Richtige«.

Mehr Druck und Disziplin führen meist nur zu Gegendruck und innerem Widerstand. Oft fehlen schlichtweg die notwendigen Bausteine, weil Ernährung zu sehr über Kalorienreduktion definiert wird. Eine Unterversorgung kann Sie weder körperlich noch emotional wirklich sättigen – auch wenn die Kalorienzahl vermeintlich »passt«.

Ein echtes Sättigungssignal entsteht erst dann, wenn Ihr Körper die richtigen Bausteine erhält: vor allem Proteine mit ihren essenziellen Aminosäuren in ausreichender Menge und im richtigen Verhältnis. Diese steuern Hormone wie Leptin oder GLP-1, die dem Gehirn signalisieren: »Ich bin versorgt.« Fehlen diese Bausteine, bleibt das Gefühl des Hungers oder der inneren Unruhe bestehen – unabhängig davon, wie viel Sie essen.

Hunger oder anderes Bedürfnis?

Vielleicht kennen Sie das Gefühl, nach einer Mahlzeit immer noch nicht zufrieden zu sein – ständig »auf der Suche«, vielleicht mehrmals täglich am Kühlschrank. Dieses Phänomen hat zwei Hauptursachen:

1. **Emotionale Kompensation:**
   Oft wird gegessen, um ein Gefühl zu verändern, nicht um ein körperliches Bedürfnis zu stillen. In solchen Momenten kann

die Frage helfen: »Möchte ich wirklich essen – oder möchte ich mich eigentlich nur anders fühlen?«

2. **Nährstoffmangel:**
   Der Körper signalisiert Gelüste, weil ihm Makro- oder Mikronährstoffe fehlen. In diesen Phasen kreisen die Gedanken fast zwanghaft ums Essen.

Die Lösung liegt nicht im »Weniger«, sondern im Besser-Versorgen.

Wenn Ihr Körper alle wichtigen Bausteine erhält – Proteine, gesunde Fette, komplexe Kohlenhydrate, Vitamine und Mineralstoffe –, reduziert sich das Bedürfnis nach Ersatz automatisch.

Deshalb lautet eine zentrale Regel im ernährungspsychologischen Coaching: Qualität vor Quantität.

Ein einfacher Alltagstest

Stellen Sie sich verschiedene Lebensmittel vor – Huhn, Eier, Hüttenkäse, Kartoffeln … und Chips. Wenn Sie wirklich Hunger haben, wählen Sie eines der ersten Lebensmittel. Wenn jedoch nur die Chips attraktiv erscheinen, handelt es sich nicht um Hunger, sondern um ein anderes, meist emotionales Bedürfnis.

Die drei Hauptnährstoffgruppen: Ohne die läuft nichts!

Die drei Hauptnährstoffe – Kohlenhydrate, Fette und Proteine – bilden die Grundlage jeder Körperfunktion. Ohne sie funktionieren Stoffwechsel, Immunsystem und Regeneration nicht zuverlässig.

Kohlenhydrate sind die wichtigste Energiequelle, besonders für Gehirn und Nervensystem. Entscheidend ist, wie komplex sie sind und ob sie natürlich oder stark verarbeitet aufgenommen werden.

Vollkornprodukte, Hülsenfrüchte, Gemüse und Obst enthalten komplexe Kohlenhydrate: lange Zuckerketten, die langsam gespalten werden. So steigt der Blutzucker moderat, Insulin wird gleichmäßig ausgeschüttet und Energie steht länger zur Verfügung. Gleichzeitig liefern diese Lebensmittel Ballaststoffe, Mineralstoffe, Vitamine und sekundäre Pflanzenstoffe.

Ballaststoffe sind unverzichtbar: Sie nähren das Mikrobiom und fördern die Bildung kurzkettiger Fettsäuren wie Butyrat, die entzündungshemmend wirken und die Darmbarriere stärken.

Bei Weißmehlprodukten bleibt fast nur die Stärke – »reiner Zucker« ohne die schützenden Randschichten. Der Blutzucker schießt schnell in die Höhe, das Insulin fällt rasch ab, Heißhunger entsteht, der Stoffwechsel wird belastet, Fetteinlagerungen und stille Entzündungen werden begünstigt. Gleichzeitig fehlt dem Mikrobiom die Faser-Nahrung, die Vielfalt sinkt, Entzündungen nehmen zu.

Komplexe Kohlenhydrate liefern also Energie, Mikronährstoffe und Ballaststoffe für ein stabiles Mikrobiom. Weißmehlprodukte hingegen sind leere Energieträger, die kurzfristig sättigen, langfristig aber Blutzuckerinstabilität, Heißhunger und Entzündung fördern.

Gluten, das Speicherprotein in Weizen, Roggen und Gerste, kann über Zonulin die »Tight Junctions« der Darmwand lockern, auch bei Menschen ohne Zöliakie. Dadurch können bakterielle Bestandteile und unvollständig verdaute Eiweißfragmente ins Immunsystem gelangen und stille Entzündungen fördern.

Das heißt nicht, dass man sofort glutenfrei essen muss. Bei chronischen Beschwerden, Autoimmunerkrankungen oder wiederkehrenden Entzündungssymptomen lohnt sich ein kritischer Blick. Eine Kombination mit ballaststoffreichen, glutenfreien Kohlenhydraten – Quinoa, Hirse, Buchweizen, Vollkornreis – entlastet den Darm, stärkt das Mikrobiom und reduziert stille Entzündungen.

Fette und Proteine – die Architekten Ihrer Zellen

Viele denken: »Fett macht fett.« Entscheidend ist jedoch die Qualität, nicht die Menge.

Gute Fette aus Nüssen, Samen, Leinöl, Avocado oder fettem Fisch sorgen für flexible Zellmembranen, modulieren Entzündungen und wirken auf epigenetische Enzyme. Ungünstige Fette aus Chips, Margarine oder stark verarbeiteten Lebensmitteln verhärten die Membranen und fördern Entzündungen.

Fette bestimmen die Zellmembran: Elastische Membranen (ungesättigte Fette, Omega-3) ermöglichen den reibungslosen Transport von Nährstoffen, Hormonen und Signalen; starre Membranen (Transfette, oxidierte Fette) blockieren die Kommunikation – die Zelle wird träge und entzündlich. Für Rückenschmerzen bedeutet das: Elastizität verbessert die Versorgung der Bandscheiben, beruhigt die Nervenleitungen und reduziert Entzündung.

Proteine sind die Baumeister des Körpers. Sie liefern Aminosäuren für Muskeln, Enzyme, Hormone und Neurotransmitter. Fehlt Protein, fehlt Rohstoff für Regeneration – sichtbar in schwächerer Muskulatur, langsameren Heilungsprozessen und empfindlicheren Nerven. Aminosäuren wie Methionin, Glycin und Serin sind zudem zentral für den Methylkreislauf und die epigenetische Steuerung.

Die hochwertige, ausgewogene Aufnahme von Kohlenhydraten, Fetten und Proteinen sendet klare Signale an den Körper: Repariere, stärke, beruhige.

Mikronährstoffe – die stillen Regisseure der Regeneration

Während Makronährstoffe den Klang des Orchesters bestimmen, halten Mikronährstoffe die unsichtbaren Dirigentenstäbe in der Hand. Ohne sie gerät das Zusammenspiel ins Stocken. Stoffwechselprozesse laufen nur dann harmonisch, wenn diese stillen Regisseure am Werk sind. Oft wirken sie unscheinbar im Hintergrund, doch ihre Rolle ist entscheidend: Sie regulieren Entzündungen, liefern Energie und ermöglichen die Reparatur unserer Zellen. Einige der für Sie wichtigsten Mikronährstoffe sind:

- **B-Vitamine (B2, B6, B9/Folat, B12)** sichern den Methylkreislauf – sie wirken wie kleine Briefmarken auf den Botschaften Ihrer Gene. Fehlen sie, kommen Nachrichten verzerrt oder gar nicht an.
- **Magnesium** unterstützt nicht nur den Methylkreislauf, sondern sorgt auch für entspannte Muskeln, reguliert den Blutdruck und stabilisiert die Weiterleitung von Nervenimpulsen.
- **Zink und Selen** wirken antioxidativ und schützen vor oxidativem Stress, der Entzündungen anheizen kann.
- **Vitamin D** beeinflusst über mehr als 2000 Gene Entzündungsprozesse und Immunantworten – und kann so Ihre Schmerzempfindlichkeit direkt beeinflussen.
- **Polyphenole** (zum Beispiel aus Beeren, Oliven, Grüntee, Kurkuma, Brokkolisprossen) wirken wie kleine Schalter, die Enzyme regulieren und damit Entzündungsprozesse steuern.
- **Antioxidantien** (zum Beispiel Vitamin C, E, sekundäre Pflanzenstoffe) neutralisieren freie Radikale und schützen die Zellstrukturen wie ein innerer Schutzschild.

Antioxidantien übernehmen eine Schlüsselrolle. Sie wirken wie ein unsichtbares Sicherheitssystem, das hochreaktive Sauerstoffmoleküle – sogenannte freie Radikale, die bei Stoffwechselprozessen, Umweltbelastungen oder Stress entstehen – abfängt, bevor sie Zellen und Gewebe schädigen. Wichtige Antioxidantien sind Vitamin C, Vitamin E, Polyphenole aus Beeren, Resveratrol aus Trauben sowie Spurenelemente wie Zink und Selen. Ist das Gleichgewicht zwischen freien Radikalen und Antioxidantien gestört, beschleunigen sich Entzündungen und Alterungsprozesse, und die Schmerzempfindlichkeit nimmt zu. Eine bunte, pflanzenreiche Ernährung stabilisiert diese Schutzsysteme langfristig.

Mikronährstoffmangel entsteht leicht – durch einseitige Ernährung, Stress, Medikamente oder Aufnahmestörungen im Darm. Schon kleine Defizite stören das empfindliche Gleichgewicht. Ein bewusster Blick auf Mikronährstoffe – über Ernährung, Supplementierung oder Laboranalysen – kann die Regeneration spürbar verbessern.

Lebensmittel, die regelmäßig auf dem Speiseplan stehen sollten (siehe zur Orientierung auch Tabelle unten), stärken die Mikronährstoffversorgung. Dennoch wird es zunehmend schwerer, allein über die Ernährung ausreichend versorgt zu sein. Die Nährstoffdichte vieler Lebensmittel sinkt seit Jahrzehnten – durch ausgelaugte Böden, industrielle Landwirtschaft und lange Transportwege. Stark verarbeitete Lebensmittel und Stress erhöhen zusätzlich den Verbrauch wichtiger Mikronährstoffe. Eine bewusste Auswahl nährstoffreicher Lebensmittel ist daher entscheidend, um den Körper optimal zu unterstützen.

Mikronährstoff	Funktion	Lebensmittelquellen
B-Vitamine (B2, B6, B9, B12)	Methylkreislauf, Energie, Nervenfunktion	Blattgemüse, Hülsenfrüchte, Vollkorn, Eier, Fisch (Süßwasser)
Magnesium	Muskelentspannung, Blutdruck, Nervenleitung	Kürbiskerne, Mandeln, Kakao, Quinoa, Spinat
Zink	Antioxidativ, Immunsystem, Wundheilung	Kürbiskerne, Kichererbsen, Haferflocken, Fleisch
Selen	Antioxidativ, Schilddrüse, Zellschutz	Paranüsse, Fisch, Eier

Mikronährstoff	Funktion	Lebensmittel-quellen
Vitamin D	Genregulation, Entzündungskontrolle, Immunsystem	Sonne, fetter Fisch (Vorsicht vor Zuchtfischen und Fischen mit hoher Schwermetallbelastung), Eigelb, Pilze
Polyphenole & Antioxidantien	Epigenetische Modulation, Zellschutz, Entzündungshemmung	Beeren, Oliven, grüner Tee, Kurkuma, Brokkolisprossen, Artischocken

Ernährung, die Entzündungen reduziert

Ballaststoffe: Ausgangsmaterial für kurzkettige Fettsäuren

Ballaststoffe zählen zu den wichtigsten Schutzfaktoren gegen stille Entzündungen. Sie dienen dem Mikrobiom als Nahrung und bilden die Grundlage für kurzkettige Fettsäuren wie Butyrat, Propionat und Acetat, die entzündungshemmend wirken, die Darmbarriere stärken und die Darmschleimhaut mit Energie versorgen.

Lösliche Ballaststoffe

- Inulin (Chicorée, Topinambur, Pastinake)
- Pektin (Äpfel)
- Beta-Glucane (Hafer)
- Flohsamenschalen, Hemicellulose

Diese werden von Darmbakterien fermentiert und liefern kurzkettige Fettsäuren. Besonders FOS (Fructo-Oligosaccharide) und GOS (Galacto-Oligosaccharide) wirken wie Dünger für das Mikrobiom: Nützliche Bakterien gedeihen, während ungünstige Keime verdrängt werden.

Unlösliche Ballaststoffe

- Cellulose (Gemüse, Vollkorn)
- Lignin, resistente Stärke (abgekühlte Kartoffeln, Reis)

Sie regen die Darmtätigkeit an und fördern die Ausscheidung. Vielfalt ist entscheidend: Nur unterschiedliche Ballaststoffarten stabilisieren das Mikrobiom.

Fermentierte Lebensmittel

Sauerkraut, Joghurt, Kefir oder Kimchi liefern probiotische Kulturen, die mit präbiotischen Ballaststoffen zusammenwirken, die Darmflora stabilisieren und das Immunsystem trainieren.

Gute Kohlenhydrate

Komplexe Kohlenhydrate aus Vollkorn, Hülsenfrüchten, Gemüse oder abgekühlten Kartoffeln liefern Energie, Ballaststoffe und sekundäre Pflanzenstoffe, stabilisieren den Blutzucker, nähren das Mikrobiom und fördern die Bildung kurzkettiger Fettsäuren. Weißmehl und Zucker fehlen diese Nährstoffe, sie lassen den Blutzucker rasch steigen und fördern ungünstige Darmbakterien, Entzündungen und Heißhunger. Entscheidend ist die Art der Kohlenhydrate: Ballaststoffreich und komplex wirken sie entzündungshemmend und energieliefernd.

Vitamine, Keimlinge und Sprossen

Keimlinge und Sprossen sind Nährstoffbomben: Sie enthalten konzentrierte Vitamine, Enzyme und Antioxidantien, die die körpereigene Regeneration unterstützen.

Antioxidantien und Stress

Stress erhöht den oxidativen Stoffwechsel, wodurch Antioxidantien schneller verbraucht werden. Vitamin C, Vitamin E, Polyphenole und sekundäre Pflanzenstoffe neutralisieren freie Radikale und bremsen Entzündungen. Besonders in stressigen Phasen ist eine bunte, pflanzenreiche Ernährung wichtig.

Hochwertige Proteine und Fette
Aminosäuren aus Hülsenfrüchten, Eiern, Fisch oder fermentierten Milchprodukten sind essenziell für Regeneration, Hormonproduktion und Methylkreislauf. Omega-3-Fettsäuren aus Leinöl, Walnüssen oder Algen wirken entzündungshemmend und stabilisieren Zellmembranen.

Leitfragen für den Alltag
Fragen Sie sich bei jeder Mahlzeit:
- Ist es frisch und unverarbeitet?
- Enthält es viele Ballaststoffe?
- Liefert es wertvolle Omega-3-Fettsäuren?
- Enthält es hochwertiges Protein?
- Bringt es natürliche Probiotika mit?
- Enthält es eher lang- als kurzkettige Kohlenhydrate?
- Liefert es wichtige Antioxidantien?

Je häufiger Sie diese Fragen mit »Ja« beantworten können, desto stärker senken Sie die stille Entzündung in Ihrem Körper.

Anti-Entzündungs-Helden

Lebensmittel	Warum es wirkt	Praktischer Tipp
Kichererbsen	Protein + Ballaststoffe, fördern Sättigung und Mikrobiom	Als Hummus oder in Currys verwenden
Blaubeeren	Reich an Anthocyanen, starke Antioxidantien, entzündungshemmend	Frisch, tiefgekühlt oder im Smoothie

Lebensmittel	Warum es wirkt	Praktischer Tipp
Oliven	Polyphenole, gesunde Fette, schützen Gefäße	Naturbelassene statt stark verarbeitete wählen
Walnüsse	Pflanzliches Omega-3 (ALA), antioxidative Mineralstoffe	Eine kleine Handvoll täglich
Joghurt (selbst gemacht)	Probiotika stärken Darmflora und Immunsystem	Naturjoghurt mit Beeren kombinieren
Leinöl	Hoher ALA-Gehalt, wichtig für Zellmembranen	Immer kalt verwenden (Salate, Bowls)
Artischocke	Bitterstoffe regen Leber und Verdauung an, reich an Antioxidantien	Gekocht oder als Extrakt im Alltag nutzen
Sauerkraut	Milchsäurebakterien stärken Mikrobiom, Vitamin C	Roh essen oder frisch fermentiert kaufen
Abgekühlte Kartoffeln	Resistente Stärke nährt Darmbakterien, stabilisiert Blutzucker	Am Vortag kochen, abkühlen lassen und als Salat essen
Chicorée	Viel Inulin (präbiotisch), stärkt Darmflora	Im Salat oder leicht angebraten
Sauerteigbrot	Langzeitfermentation baut Gluten teilweise ab, leichter verdaulich	Am besten aus Vollkorn und ohne Zusatzstoffe

Natürlich ist es wünschenswert, die Lebensmittel in hoher Bioqualität zu kaufen, um die Schadstoff- und Toxin-Belastung so gering wie möglich zu halten. Damit reduzieren Sie den chemischen Stress für Ihren Körper.

Lebensmittel, die stille Entzündungen anheizen

Auf der anderen Seite gibt es Lebensmittel, die stilles Entzündungsfeuer anfachen können:

Industriezucker und Weißmehl

Sie liefern kaum Nährstoffe, dafür schnelle Glukose. Ihr Blutzucker steigt rasant, und Insulin muss massiv ausgeschüttet werden. Dieses ständige Auf und Ab fördert stille Entzündungen und Heißhungerattacken und begünstigt ungünstige Darmbakterien.

Transfette und Frittierfette

(Zum Beispiel Chips, Fast Food, Margarine, stark erhitzte Pflanzenöle wie Sonnenblumen- oder Rapsöl)

Diese enthalten viele Omega-6-Fettsäuren, die in kleinen Mengen wichtig, im Übermaß jedoch entzündungsfördernd sind. Entscheidend ist nicht nur die absolute Menge, sondern vor allem das Verhältnis von Omega-3 zu Omega-6. Optimal liegt dieser Quotient bei etwa 1:5 bis 1:10. Unsere westliche Ernährung verschiebt dieses Gleichgewicht jedoch stark: Durch den hohen Konsum von Pflanzenölen, Fertigprodukten und Fleisch aus Massentierhaltung steigt die Aufnahme von Omega-6 massiv an, während Omega-3 oft zu kurz kommt. Das Ergebnis: Entzündungsprozesse werden angeheizt, anstatt durch Omega-3-Fettsäuren reguliert zu werden.

Werden diese Öle stark erhitzt, entstehen zusätzlich Oxidationsprodukte (Aldehyde, freie Radikale), die Zellmembranen verhärten, die Gefäße belasten und Entzündungen weiter antreiben.

Wichtig: Nicht jedes Öl eignet sich für jede Anwendung. Hitzestabile Fette wie Ghee, Kokosöl oder Avocadoöl sind ideal zum Braten, während empfindliche Öle wie Leinöl, Walnussöl oder Hanföl nur kalt verwendet werden sollten. Sie liefern wertvolle Omega-3-Fettsäuren, oxidieren aber bei Hitze und verlieren dadurch ihre gesundheitsfördernde Wirkung. Ihre tägliche Ölwahl wirkt sich direkt auf die Flexibilität und Stabilität Ihrer Zellmembranen aus – und entscheidet, ob sie Entzündungen abpuffern oder verstärken.

- **Zum kalten Verzehr:** Leinöl, Walnussöl und natives Olivenöl sind reich an Omega-3-Fettsäuren und Polyphenolen. Diese empfindlichen Öle entfalten ihre volle Wirkung in Dressings, Dips oder Smoothies. Trotz der antioxidativen Polyphenole sind sie nicht für hohe Temperaturen geeignet, da sie sonst oxidieren und ihre gesundheitsfördernden Eigenschaften verlieren.
- **Zum normalen Braten (bis ca. 180 °C):**
  Kokosöl und Ghee sind sehr hitzestabil und daher ideal für mittlere Temperaturen.
  - Kokosöl liefert mittelkettige Fettsäuren (MCTs), die leicht verdaulich sind und schnell Energie spenden.
  - Ghee (geklärte Butter) ist frei von Eiweiß- und Milchzuckerresten und reich an Buttersäure, die Darm und Schleimhautgesundheit unterstützt.
- **Zum scharfen Anbraten/Frittieren (über 200 °C):**
  Raffiniertes Avocadoöl und Erdnussöl gehören zu den stabilsten Pflanzenölen mit einem Rauchpunkt von bis zu 250 °C. Sie eignen sich für scharfes Anbraten, Grillen und sogar Frittieren.
  - Avocadoöl ist reich an einfach ungesättigten Fettsäuren (Ölsäure) und Vitamin E und bleibt auch bei hohen Temperaturen vergleichsweise stabil.
  - Erdnussöl ist ebenfalls hitzestabil, enthält jedoch viele Omega-6-Fettsäuren. In größeren Mengen können diese entzündungsfördernd wirken. Deshalb: nur sparsam verwenden und nicht als tägliche Hauptquelle.
- **Fette aus Massentierhaltung**
  Sie enthalten viel Arachidonsäure (eine Omega-6-Fettsäure), die entzündungsfördernd wirkt, sowie Rückstände aus Futter und Haltung, die ebenfalls Entzündungsprozesse verstärken können.

Sie belasten nicht nur Ihre Gesundheit, sondern auch Umwelt und Tierwohl. Fleisch aus intensiver Tierhaltung hat ein ungünstiges Omega-3/Omega-6-Fettsäureprofil (mehr Omega-6).

Hier gilt: Es geht nicht um ein pauschales »pro oder contra« Fleisch, sondern um Qualität und Herkunft. Hochwertiges, grasgefüttertes, regenerativ erzeugtes Fleisch oder hochwertiger Fisch liefern wertvolles Protein, das Muskeln stärkt, den Stoffwechsel unterstützt und – wie Studien (zum Beispiel NHANES III) zeigen – sogar mit einem geringeren Krebsrisiko assoziiert sein kann. Wichtig bleibt die Balance: Tierische Proteine als hochwertige Ergänzung – der Hauptanteil des Tellers sollte aber aus Pflanzen bestehen.

- **Konservierungsstoffe und Süßstoffe**
  Sie greifen in die Darmflora ein, stören die Vielfalt des Mikrobioms und können Immunzellen reizen.
- **Alkohol**
  Er schwächt die Darmbarriere, erhöht oxidativen Stress und beeinflusst die Leberentgiftung.
- **Kaffee im Übermaß und Dauerstress**
  Beide verstärken die Cortisolwirkung, bringen die Darm-Hirn-Achse aus dem Gleichgewicht und wirken dadurch entzündungsfördernd.

Makro- und Mikronährstoffe sind die zentralen Bausteine Ihrer Heilungsprozesse. Entscheidend ist nicht, wie viel Sie essen, sondern was Sie essen – und in welcher Qualität. Wenn Sie beginnen, Ihren Körper mit den richtigen Nährstoffen zu versorgen, entstehen natürliche Sättigung, weniger Entzündung und mehr Energie. Essen wird dann nicht länger zu einem Kontrollthema, sondern zu einem bewussten Akt der Selbstregulation.

Warum eine Ernährungsumstellung so schwerfällt

Wenn es um Ernährung geht, klingt es oft so einfach: »Essen Sie mehr Gemüse, reduzieren Sie Zucker, trinken Sie ausreichend Wasser.« Doch wäre es wirklich so leicht, gäbe es keine Diäten, keine Rückfälle und keinen Frust. Der Grund, warum es so schwerfällt, liegt tief in Ihrer Biologie – und in Ihren Emotionen.

Ihr Gehirn liebt Abkürzungen. Ein Stück Schokolade liefert schnelle Glukose und einen kleinen Dopamin-Kick, der Sie kurzfristig entspannen lässt. Chips bieten das knusprige Salz-Fett-Erlebnis, das Stresshormone beruhigt. Ein Glas Wein am Abend wirkt wie ein Schalter, der das Gedankenkarussell kurz stoppt. All dies sind Kompensationen – kleine Strategien Ihres Systems, um Stress, Müdigkeit oder innere Leere zu überdecken. Kurzfristig wirken sie, doch langfristig stören sie Ihre innere Balance.

Jede dieser kleinen »Hilfen« bringt Ihren Stoffwechsel aus dem Gleichgewicht: Zucker-Peaks belasten das Insulin und erhöhen die Entzündungsneigung. Alkohol schwächt die Darmbarriere und stört den Schlaf. Ungesunde Fette machen Zellmembranen starr und erschweren die Kommunikation zwischen Ihren Zellen. Stück für Stück entsteht so ein Nährboden für stille Entzündungen – und diese blockieren die Regenerationsfähigkeit Ihres Körpers.

Zucker folgt dem Prinzip »Pleasure-Pain«: Der schnelle Kick treibt Dopamin nach oben – ein kurzer Rausch, der belohnt. Doch sobald der Spiegel wieder abfällt, entsteht ein inneres Defizit, das sich wie ein unangenehmer Schmerz anfühlt und das nächste Verlangen auslöst.

Das bedeutet: Ernährungsroutinen scheitern nicht an Willenskraft, sondern an biologischen und emotionalen Mechanismen. Wenn Sie diese verstehen, können Sie bewusst Strategien entwickeln, die langfristig funktionieren – Wege, die Genuss, Balance und Regeneration verbinden, statt gegen die eigene Biologie ankämpfen.

Der 5-Schritte-Prozess: annehmen, eingestehen, verstehen, Brücken bauen, handeln

Aus alten Mustern auszubrechen, erfordert keinen Kraftakt – es braucht nur einen bewussten, strukturierten Prozess:

1. **Annehmen:** Erkennen Sie, dass Ihr Essverhalten oft emotional gesteuert ist oder andere Gründe hat. Essen kann beruhigen, belohnen oder sogar betäuben – und das ist völlig menschlich. Vielleicht fehlt Ihnen gerade die Kapazität, neue Routinen einzuführen oder sich optimal zu versorgen, weil emotionaler Stress Vorrang hat. Akzeptieren Sie diesen Moment, ohne sich dafür zu verurteilen.
2. **Eingestehen:** Seien Sie ehrlich zu sich selbst. Ihre bisherigen Muster verstärken möglicherweise Ihren Schmerz. Das ist keine Schuldfrage, sondern wertvolle Information. Diese Gewohnheiten haben Ihnen vielleicht früher gedient, doch langfristig bringen sie Sie nicht ans Ziel.
3. **Verstehen:** Schauen Sie hinter die Kulissen Ihrer Biologie. Cortisol steigert Heißhunger, schlechter Schlaf schwächt die Sensitivität für Sättigungshormone, Industriezucker beeinflusst Ihre Neurotransmitter. Unterversorgung führt zu Heißhunger und unbedachten Entscheidungen am Teller. Wenn Sie die Mechanismen Ihres Körpers verstehen und Ihre Psyche einbeziehen, erhöhen Sie die Wahrscheinlichkeit, dass Veränderungen dauerhaft gelingen.
4. **Brücken bauen:** Ersetzen Sie alte Muster durch kleine, konkrete Routinen:
   – Statt abends Schokolade: eine Handvoll Beeren mit Joghurt und Honig oder Dattelkonfekt.
   – Statt Kaffee auf nüchternen Magen: ein Glas Wasser und ein kleiner proteinreicher Snack – und erst nach etwa einer Stunde den Kaffee, um Ihren Cortisolhaushalt zu schonen.

– Statt nichts zwischendurch: ein protein- und ballaststoffreicher Snack, um Unterzucker, Heißhunger und Nährstoffdefizite zu vermeiden.

Verknüpfen Sie neue Gewohnheiten mit bestehenden Routinen oder schaffen Sie sichtbare Anker. Eine Handyerinnerung oder ein Haargummi am Handgelenk kann Sie daran erinnern, die neue Routine wirklich umzusetzen – erst abnehmen, wenn sie erfüllt ist.

5. **Handeln:** Gehen Sie Schritt für Schritt vor. Beginnen Sie mit einer neuen Routine und festigen Sie diese, bevor Sie die nächste hinzufügen. Arbeiten Sie an Blockaden und Widerständen, die Sie bisher aufgehalten haben. Überlegen Sie, welche alten Muster noch gelöst werden müssen, bevor Sie Ihr volles Potenzial entfalten können.

So entsteht ein nachhaltiger Wandel – Schritt für Schritt, Brücke für Brücke. Jeder kleine Erfolg festigt Ihre neuen Routinen und stärkt das Vertrauen in Ihre Fähigkeit, Veränderungen dauerhaft umzusetzen.

Intuitives und stressfreies Essen

Viele Menschen essen nicht aus Hunger, sondern aus Stress, Müdigkeit oder emotionaler Überforderung – Essen wird also häufig zur Emotionsregulation. Hormone wie Ghrelin (Hunger) und Leptin (Sättigung) reagieren sehr empfindlich auf Schlaf, Stress und Ernährung:

- Zu wenig Schlaf erhöht Ghrelin, senkt Leptin und steigert Lust auf Zucker und Fett.
- Dauerstress steigert Cortisol, destabilisiert den Blutzucker und fördert Heißhunger.
- Stark verarbeitete Kohlenhydrate verursachen Blutzucker-Achterbahnfahrten, die neue Gelüste auslösen.

Der Ausweg ist intuitives Essen – eine biologische Rückkehr zur Balance. Proteinreiches Frühstück, Ballaststoffe in jeder Mahlzeit, ausreichend Schlaf und regelmäßige Stresspausen (Meditation, Atemübungen, Spaziergänge) wirken wie ein Neustart für die innere Regulation. Schon zu erkennen, wann Sie eine Pause brauchen, ist ein erster Schritt.

Stellen Sie sich Ihren Körper wie ein Navigationssystem vor: Viel Junkfood und ständiger Sympathikus-Modus liefern falsche Koordinaten. Achtsames Essen und Stressregulation geben Ihrem »Navi« wieder die richtigen Daten – plötzlich zeigt es die direkte Route.

Stress – der unsichtbare Verstärker von Schmerzen

Stress verstärkt chronische Schmerzen auf drei Ebenen:

1. Emotional: Sorgen, Konflikte, innere Unruhe
2. Körperlich: Schlafmangel, Übertraining, Infekte
3. Toxisch: Umweltgifte, Alkohol, Nikotin, Medikamente

Alle Stressarten erhöhen Cortisol. Kurzfristig hilfreich, chronisch jedoch schädlich: Die Darmbarriere wird durchlässig, das Mikrobiom verliert Vielfalt, die Mitochondrien ermüden, die epigenetischen Muster verschieben sich Richtung Entzündung. Chronischer Stress erhöht freie Radikale und erschöpft Antioxidantien – das steigert die Entzündungsneigung und verringert die Regeneration.

Viele Schmerzpatienten erleben die Stress-Spirale:

Schmerz → Stress → mehr Entzündung → noch mehr Schmerz.

Doch es gibt eine Heil-Spirale:

Stressabbau → ruhigere Entzündung → weniger Schmerz → mehr Energie.

Praktische Schritte:

- Schlafhygiene: feste Schlafzeiten, Dunkelheit, keine Bildschirme 90 Minuten vor dem Schlafen, gegebenenfalls Blaulichtbrille
- Bewegung: Moderate, regelmäßige Aktivität wirkt entzündungshemmend, stabilisiert Blutzucker und Mikrobiom.
- Atmung und Achtsamkeit: Wenige Minuten langsames Atmen (zum Beispiel 4 Sekunden ein, 6 Sekunden aus) aktivieren den Parasympathikus.
- Digitale Balance: Weniger Bildschirmzeit am Abend reduziert Stress und Cortisol.
- Emotionale Balance: Coaching, Meditation, Atemarbeit, Somatic Experiencing oder Hypnose helfen, emotionalen Ballast abzubauen.

Jede Maßnahme wirkt wie ein epigenetischer Reset: Alarmierte Gene können heruntergefahren werden. So fördern Sie innere Balance, reduzieren Stress und unterstützen Regeneration – entscheidend für weniger Schmerzen und mehr Energie.

Jeden Tag gestalten Sie die Baupläne für Ihr zukünftiges Ich

Mit Ernährung, Mikrobiom-Pflege, gezielter Mikronährstoffversorgung, Bewegung, Schlaf und Stressbalance steuern Sie die zentralen Regelsysteme Ihres Körpers. Das ist keine Magie, sondern Biologie: Tägliche Signale dämpfen oder verstärken Entzündungen, schalten Reparaturprogramme hoch und verändern, wie Ihre Gene gelesen werden. Das, was Sie täglich tun, wird in Ihren Genen hörbar.

Gewebe erneuern sich in unterschiedlichen Rhythmen:

- Die Darmschleimhaut baut sich alle 3 bis 5 Tage neu auf.
- Die Haut erneuert sich alle 4 bis 6 Wochen.
- Rote Blutkörperchen leben etwa 120 Tage.

- Selbst die Leber regeneriert sich innerhalb von Monaten.
- Das Knochenskelett wird in 7 bis 10 Jahren nahezu vollständig ersetzt.

Auch wenn Nervenzellen nicht einfach »nachwachsen«, verändern sie täglich ihre Verschaltungen, ihre Stoffwechselaktivität und ihre Leistungsfähigkeit.

Das bedeutet: Ihr Körper ist kein starres Gebilde, sondern ein Organismus in permanenter Erneuerung. Jeden Tag formen Sie mit Ernährung, Bewegung, Schlaf und Stressbalance die Bausteine Ihres zukünftigen Ichs. In sieben Jahren sind Sie – biologisch gesehen – fast vollständig erneuert.

Ob dieser »neue Körper« von Entzündung geprägt ist oder von Regeneration, entscheiden Sie mit den Signalen, die Sie ihm heute geben. Jede Mahlzeit, jeder Atemzug und jede Nacht Schlaf schreibt mit, wie dieses neue Ich aussehen wird.

Lisa Schustermann ist Apothekerin, zertifizierte UGB-Ernährungsberaterin, Epigenetik- und Gesundheitscoachin sowie systemische Coachin mit spezialisiertem Fokus auf Mikrobiom, Ernährung und neurobiologische Stressregulation. Ihr Ziel ist es, Menschen dabei zu unterstützen, Stoffwechsel, Energie, Verdauung und Regeneration langfristig zu optimieren.

Teil 4

Leitfaden zur Selbsthilfe

Die sieben goldenen Regeln zur Steigerung der Beweglichkeit

Fassen wir noch einmal die wichtigsten Hinweise und Regeln zusammen, die Sie dabei unterstützen, beweglich und schmerzfrei zu bleiben.

1. Testen Sie Ihre Mobilität

Mit diesem einfachen Test können Sie prüfen, ob Ihre Bandscheiben heute einen guten oder einen schlechten Tag haben. Machen Sie am Morgen gleich nach dem Aufwachen ein paar Push-ups im Bett: Legen Sie sich auf den Bauch, stützen Sie sich mit den Unterarmen ab und drücken Sie den Oberkörper hoch. Das Becken bleibt auf der Matratze. Wie fühlt sich das an? Können Sie sich leicht hochstützen oder fällt Ihnen das schwer? Wenn es leicht geht: prima – dann können Sie sich recht gut bewegen und Ihre Bandscheibe gezielt trainieren. Wenn die Push-ups schwerfallen: Geben Sie heute lieber Ruhe!

2. Nutzen Sie die Neurodynamik

Hatten Sie als Kind oder Teenager diese mysteriösen, ziehenden Wachstumsschmerzen in den Beinen, die irgendwann einfach wieder verschwanden? Diese alten Bekannten können im Erwachsenenalter in neuer Verkleidung zurückkehren – besonders dann, wenn das Nervensystem noch immer an alten Spannungen knab-

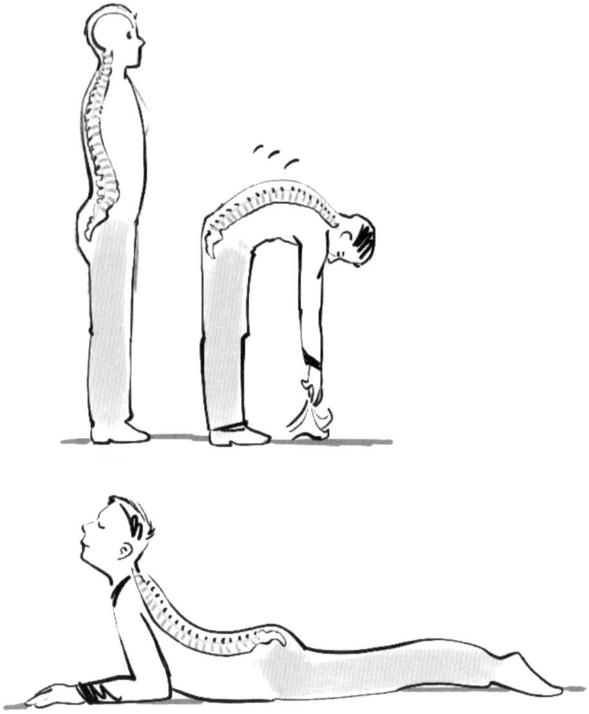

bert. Denn Nerven sind wie kleine Sensibelchen im Körper: Wenn sie sich nicht frei bewegen können, zwicken, pochen oder brennen sie – ganz ohne sichtbaren Grund. Also: Wenn es irgendwo zieht, sticht oder nervt – und kein Röntgenbild die große Erleuchtung bringt –, denken Sie ruhig mal zurück an Ihre Wachstumsschmerzen. Vielleicht ist es an der Zeit, dem Nervensystem wieder etwas Raum zum Atmen zu geben.

Dann sollten Sie sich Gedanken über eine neurodynamische Therapie machen. Sie funktioniert sanft, gezielt, bewegend – und ist oft erstaunlich wirksam. Damit der Nerv von damals heute endlich Ruhe gibt.

3. Denken Sie dreidimensional

Wenn es irgendwo zwickt und zwackt, hat sich oft ein fieses Muster im Körper eingeschlichen, das die Faszien verkleben und verspannen lässt. Unser Körper ist kein Flachbild! Faszien und Muskeln lieben es, sich in alle Richtungen zu bewegen – vor und zurück, seitlich und vor allem in Drehungen. Diese dreidimensionalen Bewegungen halten das Gewebe elastisch, verhindern Verfilzungen und sorgen dafür, dass Kraft und Energie richtig fließen können.

Erinnern Sie sich an die klassischen Über-Kreuz-Läufe aus dem Sportunterricht oder die ganze Körperdrehung beim Fußballschuss – genau solche Bewegungen sind perfekte Faszien-Booster. Ob Schwimmen, Springen oder einfach das Drehen und Beugen im Alltag: Je vielfältiger Sie Ihren Körper bewegen, desto geschmeidiger und schmerzfreier fühlt er sich. Die eingedrehte Sprungfeder in ihm wird es Ihnen danken!

4. Befreien Sie Ihre Gelenke

Mobilität klingt erst mal nach »einfach nur bewegen«. Aber eigentlich heißt das: Ihre Gelenke dürfen und können sich frei und schmerzlos drehen, kippen und schwingen – ganz ohne Drama.

Denn: Der Körper fügt sich keinen Schmerz zu. Wenn ein Gelenk also zickt oder klemmt, setzt der Körper Schonmechanismen ein, um es zu schützen. Schlau gedacht, aber das kann zu einer Fehlhaltung führen, und diese kann schnell in einen Teufelskreis münden.

Hier kommt die Faszientherapie ins Spiel: Mit sanften Griffen, cleveren Dehnungen und gezielten Techniken wird das Fasziennetz wieder locker, geschmeidig und elastisch. Dadurch bekommt das Gelenk wieder den nötigen Freiraum, um sich zu bewegen – zum Rennen, Tanzen, Springen und Spaßhaben.

Kurz gesagt: Faszientherapie ist wie das Entknoten des unsichtbaren Körpernetzes – und macht Bewegung wieder leicht, frei und angenehm!

5. Essen Sie basisch

Wenn es in Ihrem Körper zu »sauer« wird, leidet darunter nicht nur Ihre Laune – auch Ihre Schmerzrezeptoren fühlen sich pudelwohl und senden Ihnen ordentlich Zwicker.

Das passiert schnell durch viel fettreiches Essen, Wurst, Käse, Zucker, Alkohol – dazu Stress, wenig Bewegung und zu wenig Schlaf. Und bei Gicht kommen noch Lebensmittel dazu, die den Harnsäurespiegel steigen lassen, wie Innereien oder Sardinen.

Steuern Sie also dagegen: Essen Sie viel frisches Gemüse, Obst (ja, auch Zitrusfrüchte!), Kartoffeln, Nüsse und Samen. Und trinken Sie viel – Wasser und Kräutertees sind Ihre neuen besten Freunde. Wenn Sie ganz entspannt zu 70 Prozent basische und zu 30 Prozent säurebildende Lebensmittel zu sich nehmen, ist das prima, ganz ohne strenges Programm. Es ist vielmehr eine Einladung, Ihrem Körper Gutes zu tun. Und an dieser Stelle noch eine persönliche Bitte: Nehmen Sie sich Zeit und gönnen Sie sich ein wenig Ruhe zum Essen. Auch wenn es nur zehn Minuten sind! Nichts ist schlimmer als ein Sandwich, das schnell auf dem Weg von A nach B oder in der U-Bahn verschlungen wird.

6. Nehmen Sie Haltung an

Langes Sitzen ist eine echte Herausforderung für unseren Rücken. Die magische Formel lautet: Jakobssitz! Sie erinnern sich: Winkeln Sie einfach beim Sitzen ein Bein nach hinten ab. Dadurch rutscht die Hüfte automatisch nach vorne, und Sie sitzen wie von selbst aufrecht – ganz ohne Anstrengung. Und ja, zwischendurch dürfen Sie ruhig mal lümmeln, denn Ihr Rücken ist kein Tyrann. Aber dann: Bein zurück, Hüfte vor, aufrichten – und der Rücken fühlt sich gleich viel besser an.

Ähnliches gilt für das Stehen, ob in der Warteschlange oder am Stehpult. Niemals mit parallelen Füßen! Sonst ist der Rücken schnell wieder im Stress. Stellen Sie sich immer in die Schrittstellung – ein Fuß vor, der andere zurück. So verteilen Sie Ihr Gewicht gleichmäßig, und die Muskeln melden sich, bevor Sie zusammenfallen. Ein kleiner Hocker oder Klotz unter einem Fuß bringt Sie automatisch in eine gesunde Haltung, wie die schlauen Fußstangen am Bartresen jeder Kneipe.

Und das Wichtigste: Wechseln Sie so oft es geht Ihre Haltung, machen Sie kleine Pausen und strecken Sie sich zwischendurch. Damit Ihr Rücken fit, beweglich und glücklich bleibt!

7. Pflegen Sie Ihr Zwerchfell!

Über das Zwerchfell und seine immens wichtige Funktion in unserem Körper wissen wir jetzt Bescheid. Aber was kann man tun, damit das Zwerchfell richtig in Schwung bleibt? Es geht vor allem um die richtige Atmung.

Im Büroalltag oder unter Stress atmen wir unbewusst meistens flach und schnell – das nützt dem Zwerchfell wenig. Atmen Sie stattdessen einmal richtig tief in den Bauch, so wie man es beim Yoga lernt: Der Bauch wölbt sich beim Einatmen, das Zwerchfell geht nach unten, alles kommt in Bewegung.

Wir erinnern uns an das Bild der alten Tretluftpumpen aus der Kindheit – draufsteigen, Luft rausdrücken, Planschbecken aufpumpen. Genau so arbeitet das Zwerchfell: rhythmisch, kraftvoll und wirkungsvoll. Und wenn es frei und regelmäßig arbeiten darf, hilft es nicht nur beim Atmen, sondern auch bei der Entstauung, bei der Aufrichtung – und damit indirekt auch bei Rückenschmerzen.

Wenn Sie tief atmen, bewegen Sie also mehr als nur die Lunge. Dabei müssen wir uns über die Einatmung eigentlich nicht so viele Sorgen machen – der Körper will immer möglichst viel Sauerstoff, also klappt das meistens ganz von allein.

Die Ausatmung ist der Knackpunkt! Selbst bei Asthmatikern ist das der Fall. Als Laie denkt man oft, Asthmatiker bekämen keine Luft, und tatsächlich fühlt es sich für die Betroffenen auch so an, als würden sie »ersticken«. Das eigentliche Problem ist aber nicht die Einatmung, sondern die Ausatmung. Der Asthmatiker bekommt eigentlich genug Luft rein – das Problem ist, dass die Luft nicht richtig wieder rauskommt. Die Lunge wird zu voll, überbläht, und gerade beim Ausatmen wird die Luft quasi eingesperrt. Erst später funktioniert auch das Einatmen nicht mehr, weil in der Lunge kein Platz mehr ist.

Deshalb gilt: Wenn Sie sich auf Ihren Atem konzentrieren, fokussieren Sie sich auf das Ausatmen. Auch beim Sport ist das enorm wichtig! Durch gezielte Atemübungen können Sie Ihr Zwerchfell entspannen, stärken und beweglicher machen. Das bringt nicht nur mehr Luft, sondern pusht auch den Stoffwechsel und sorgt für eine wohltuende innere Ruhe.

Hier ein paar einfache Übungen, die Sie ganz leicht zu Hause machen können:

1. Bauchatmung im Liegen

Legen Sie sich auf den Rücken, Beine ein bisschen angewinkelt. Legen Sie eine Hand auf den Bauch, die andere auf die Brust. Atmen Sie tief durch die Nase ein und spüren Sie, wie sich der Bauch hebt, während die Brust möglichst still bleibt. Dann ganz langsam ausatmen und spüren, wie der Bauch wieder absinkt.

2. Sitzende Bauchatmung

Setzen Sie sich aufrecht hin, Schultern locker. Legen Sie die Hände auf den Bauch und atmen Sie tief in den Bauch. Beim Einatmen zählen Sie bis vier, beim Ausatmen bis sechs. So trainieren Sie eine ruhige, lange Ausatmung.

3. Lippenbremse

Atmen Sie durch die Nase ein. Beim Ausatmen spitzen Sie die Lippen, als würden Sie eine Kerze auspusten. Das Ausatmen sollte doppelt so lang dauern wie das Einatmen. Das hält Ihre Atemwege offen und hilft Ihrem Zwerchfell, richtig mitzumachen.

4. Muskelentspannung mit Atmung

Atmen Sie ein und spannen Sie den Bauch sanft an, beim Ausatmen lassen Sie alles wieder locker. Wichtig: Der Atem bleibt ruhig und gleichmäßig – so spüren Sie Ihr Zwerchfell ganz genau.

5. Atmung mit Zwerchfellmassage

Legen Sie sich auf den Rücken und atmen Sie tief in den Bauch. Dabei massieren Sie mit den Fingerspitzen sanft den Bereich direkt unter Ihrem Brustkorb. Das hilft Ihrem Zwerchfell, sich besser zu bewegen – und fühlt sich auch richtig gut an.

Wir sehen also: Das Zwerchfell, dieser riesige vergessene Muskel, ist nicht nur unverzichtbar für eine funktionierende Atmung, sondern zugleich ein wichtiger Mitspieler in der orthopädischen Therapie – oft still, aber mit spürbarer Wirkung bis in Schultern, Hüfte und Rücken.

Wer tief atmet, bewegt mehr als nur die Lunge!

Das Zwerchfell im Ayurveda und in der Traditionellen Chinesischen Medizin (TCM)

Wie wir bereits gesehen haben, unterscheiden sich die Ansätze unserer westlichen Medizin und Therapie oft gar nicht so sehr von den uralten Heiltraditionen des Ayurveda oder der TCM. Das gilt auch fürs Zwerchfell! Alle drei Systeme erkennen, wie wichtig das Diaphragma ist – nicht nur für die Atmung, sondern auch für den Fluss der Lebensenergie (Qi oder Prana) und das Zusammenspiel der Organe.

In der TCM arbeitet man häufig mit Akupunktur, um Verspannungen im Zwerchfell zu lösen. Dabei setzt man kleine Reize an ganz bestimmten Punkten am Körper, um den blockierten Energiefluss zwischen Ober- und Unterkörper wieder in Gang zu bringen. Stellen Sie sich vor, das Qi – die Lebensenergie – ist wie ein unsichtbarer Fluss, der durch Ihren Körper fließt. Wenn das Zwerchfell verspannt ist, wird dieser Fluss gestaut. Die Akupunktur öffnet dann gewissermaßen die Schleusen und lässt das Qi wieder frei fließen.

Im Ayurveda, der traditionellen indischen Heilkunst, sieht man das Zwerchfell als eine ganz zentrale Schaltstelle im feinstofflichen Körper. Es verbindet die unteren und oberen Chakren – das sind Energiezentren, die über den Körper verteilt liegen. Ein freies, bewegliches Zwerchfell sorgt also dafür, dass die Energie zwischen diesen Zentren ungehindert fließen kann. Das bringt nicht nur körperliches Wohlbefinden, sondern unterstützt auch Ihre emotionale Balance, mentale Klarheit und sogar Ihre spirituelle Ausgeglichenheit.

Deshalb hat die Zwerchfellatmung im Yoga und im Ayurveda einen so hohen Stellenwert. Durch bewusste Atemübungen wird das Diaphragma mobilisiert und der Energiefluss harmonisiert – Sie fühlen sich dadurch oft tief entspannt und zugleich voller Lebenskraft.

Von Arnika bis Zimt: Kräuter fürs Kreuz

»Gegen alles ist ein Kraut gewachsen« – stimmt das? Ja, wirklich! Das gilt nicht nur für die westliche Medizin und Kneipp, sondern wiederum auch für die Lehre des Ayurveda, die Traditionelle Chinesische Medizin (TCM) und all die anderen uralten Heilkünste, die seit Jahrhunderten auf Kräuter, Wurzeln und Pflanzen setzen. Während wir hier oft nach der neuesten Hightech-Lösung suchen, haben diese Traditionen längst erkannt: Die Natur liefert uns die besten Helfer – ob gegen Schmerzen, Stress oder den berühmt-berüchtigten Alltagsblues. Man muss nur wissen, wo man graben muss, um das richtige Kraut zu finden.

Denn Kraut ist nicht gleich Unkraut. Manche blühen unscheinbar am Wegesrand – und verfügen still und heimlich über Heilkräfte für die Hälfte aller Volkskrankheiten. Im Gespräch mit Verena Lämmle[1], Tiroler Kräuterpädagogin und Mitglied der Lechtaler Kräuterhexen, merkt man schnell: Kräuterheilkunde ist kein esoterischer Kräutertee-Tanz im Mondschein, sondern beruht auf einem ungeheuren Fundus an Wissen, das so alt ist wie das Bedürfnis, ohne Rückenschmerzen zu leben.

Verena Lämmle spricht von »Hagazussen«, also jenen weisen Frauen, die früher an der Grenze zwischen Alltag und Magie lebten – und heute vermutlich Wellness-Blogs mit Tipps zu Räucherritualen und Menstruationstees führen würden. Ihre Botschaft:

Pflanzenwissen gehört nicht ins Museum, sondern in den Alltag. Auch in die Praxis für Physiotherapie und Orthopädie – denn es kann dort eine Menge bewirken!

Die Hagazussa – Grenzgängerin mit Kräuterkraft

Der Name klingt vielleicht erst mal nach Räucherwerk und Vollmondnächten, hat aber ordentlich Tiefgang: »Hagazussa« stammt aus dem Althochdeutschen – »haga« bedeutet Hecke oder Zaun, und »zussa« lässt sich als Geist oder Reiterin deuten. Klingt kryptisch? Ist es auch – und genau das macht's spannend. Die Hagazussa war in der germanischen Welt eine echte Grenzgängerin: Sie ritt sinnbildlich auf dem Zaun zwischen Hier und Dort, zwischen Alltag und Anderswelt, zwischen dem, was man erklären kann – und dem, was man einfach spürt.

Diese Frauen waren keine Märchenfiguren, sondern kluge, kräuterkundige Vermittlerinnen zwischen den Welten – Seelen mit Erde unter den Fingernägeln und Sternenstaub im Blick. Und das Wort »Hag« kennen wir heute noch aus »behaglich« – ein schönes Gefühl von Wärme, Sicherheit und Angekommensein.

Und genau das wollen moderne Hagazussen auch heute noch: uns Wohlbefinden schenken. Sie geben altes Wissen weiter, entdecken Heilpflanzen neu und bringen ein bisschen Magie ins Leben – damit nicht nur der Körper, sondern auch das Bauchgefühl wieder ins Gleichgewicht kommt.

Die Pflanzenapotheke der Natur

Der Medizinschrank der Natur ist unerschöpflich, und nicht nur das – auch viele gängige Medikamente haben ihren Ursprung in der Pflanzenwelt. Nehmen wir Aspirin: Der Wirkstoff Acetylsalicylsäure wurde nicht in einem Chemielabor erdacht, sondern in der Weidenrinde entdeckt. Auch Wiesengeißbart (Mädesüß) kann alles, was der synthetisch hergestellte Stoff kann. Er hat eine schmerzstillende Wirkung, ist blutverdünnend und kann sogar Blutgerinnsel verhindern – nur ohne das Risiko, sich den Magen zu ruinieren.

In der Naturheilkunde spricht man gern von »ASS-Kräutern« – quasi Aspirin ohne Beipackzettel und mit Bonuswirkung. Flavonoide, ätherische Öle, Gerbstoffe – das sind nicht nur hübsche Begriffe für Botaniker, sondern aktive Substanzen, die Entzündungen hemmen, die Durchblutung anregen und das vegetative Nervensystem wieder auf Normalbetrieb bringen.

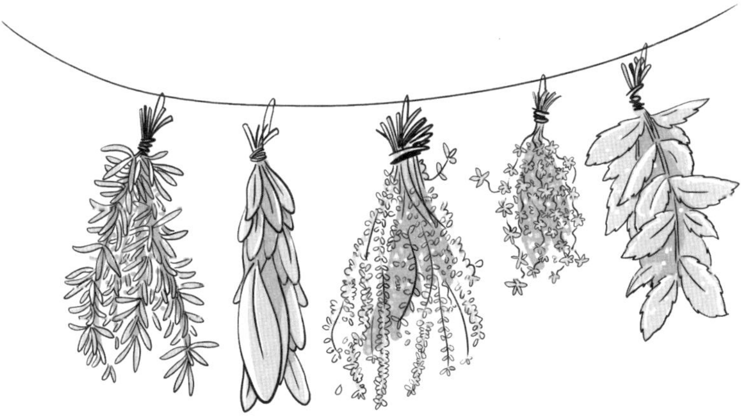

Warum dieses Wissen für Physiotherapeuten und Orthopäden spannend ist

Ein schmerzendes Knie braucht manchmal Bewegung, manchmal Ruhe – und manchmal einen Wickel mit Rosmarin. Gerade bei chronischen Schmerzen, Muskelverspannungen, Gelenkproblemen oder auch nach Operationen kann die Pflanzenmedizin mehr als nur gut riechen. Sie kann spürbar helfen – zum Beispiel, indem sie den Muskeltonus senkt, das Gewebe durchblutet oder das Nervenkostüm stärkt.

Beispiele aus der Praxis, die nicht aus einem Zauberbuch stammen, sondern sich bis heute in der medizinischen Praxis bewähren:

Das Johanniskraut ist nicht nur die Sonne unter den Heilpflanzen – bekannt für seine stimmungsaufhellende Wirkung. Es wirkt auch entzündungshemmend und wird oft bei Nervenschmerzen oder Muskelverspannungen eingesetzt. Deshalb ist Johanniskrautöl ein beliebter Begleiter, wenn die Nerven blank liegen oder der Ischias nervt.

Beinwell klingt zwar etwas unsexy, aber das Kraut ist ein echter Allrounder, wenn's um Muskel- und Gelenkschmerzen geht. Es unterstützt die Wundheilung, wirkt entzündungshemmend und kann die Durchblutung fördern. Traditionell wird Beinwell gern bei Prellungen, Zerrungen und Verstauchungen eingesetzt – also genau das Zeug, das nach einem kleinen Unfall im Alltag oder Sport hilft.

Wickel mit Arnika oder Rosmarin bringen nicht nur Wärme ums Gelenk, sondern sorgen auch dafür, dass es einem angenehm warm ums Herz wird.

Und dann gibt es da noch den Ingwer, der nicht heimisch ist, den wir aber inzwischen alle kennen. Der kleine Knubbel ist nicht nur scharf und lecker, sondern auch ein echter Entzündungshemmer und Schmerzstiller. Eine natürliche Schmerztablette aus der Pflanzenwelt, die dem Körper zeigt, wo's langgeht.

Klar, Kräuter sind kein Allheilmittel und ersetzen keine Therapie – das wäre ja zu schön, um wahr zu sein. Aber sie haben einen ganz konkreten medizinischen Nutzen und können zudem etwas, das viele Therapien oft vergessen: Sie holen Körper, Geist und Seele gleichzeitig ab. Und mal ehrlich, manchmal ist genau das eben das, was man wirklich braucht.

Lust auf eine Wacholderkur?

Die Wacholderkur gehört zu den einfachen Klassikern, die fast schon verdächtig unkompliziert sind. Man beginnt ganz harmlos: Am ersten Tag gibt's eine getrocknete Beere, am zweiten zwei, und so steigert man sich Tag für Tag – bis man an Tag 15 bei 15 Beeren angekommen ist. Und dann? Geht's genauso gemütlich wieder rückwärts: Tag 16 bringt 14 Beeren, dann 13, und so weiter – bis man am Ende wieder bei einer angelangt ist.

Was das Ganze bringt? Eine sanfte Blutreinigung, und die hat bekanntlich eine ganze Menge mit dem allgemeinen Wohlbefinden zu tun – innen wie außen. Diese Kur ist simpel, tut gut, und sie wirkt wie ein kleiner Neustart für den Körper.

Kurz gesagt: Wacholder macht nicht nur Gin, sondern auch vital – und vielleicht sogar ein bisschen älter, aber auf die gute Art.

Praktische Anwendungen – Kräuter für Gelenk, Muskel und Stimmung

1. Wenn der Körper Aua sagt: Kräuter bei Schmerzen

Arnika

- Die Queen im Kampf gegen Prellungen und blaue Flecken. Entzündungshemmend, durchblutungsfördernd, schmerzlindernd.
- Nur äußerlich verwenden! Innerlich wäre eher suboptimal.

Rosmarin

- Bringt die Durchblutung auf Trab. Ideal bei kalten Füßen, Muskelkater oder Stimmungstiefs mit muskulärem Beiklang.
- Als Badezusatz ein echter Kreislauf-Booster.

Pfefferminze

- Kühlend, entzündungshemmend, erfrischend.
- Innerlich und äußerlich anzuwenden – perfekt bei heißen Gelenken, aufgeheizten Köpfen und hitzigen Diskussionen über Sportverletzungen.

Beinwell (Symphytum)

- Der Kumpel unter den Kräutern: hilft bei Verstauchungen, Zerrungen, Knochenhaut-Genervtheiten.
- In Salbenform ein Klassiker für Physiotherapeuten mit Pflanzen-Faible.

Weihrauch

- Kein Kraut, sondern Harz – aber mit göttlichem Talent: entzündungshemmend, schmerzlindernd, besonders bei Arthrose ein echter Segen.

- Nicht nur fürs Gebet, sondern auch fürs Knie – Weihrauch kann beides.

2. Für starke Nerven, Ruhe und Wohlbefinden

Johanniskraut

- Beruhigt nicht nur das Nervensystem, sondern auch die Laune.
- Äußerlich als Öl bei Neuralgien, innerlich bei Stimmungstiefs.

Holunderblüte

- Sorgt für ordentlich Schweiß, macht Entzündungen den Garaus und kurbelt den Stoffwechsel an.
- Ein echtes Zauberkraut, das auf mehreren Ebenen für Wohlgefühl sorgt.

Kamille

- Schmerzstillend, entzündungshemmend und wundheilend.
- Beruhigend, wenn die Schmerzen zu Angstzuständen führen.

Baldrian, Kamille, Passionsblume

- Das Dream-Team für alle mit Schlafstörungen, Nervosität oder chronischem »Zuviel«.
- Ideal als Abendtee, gern auch mit Wärmflasche.

Eichenrinde

- Adstringierend; zieht zusammen und hilft bei Analfissuren, Hämorrhoiden, Schweißfüßen und Warzen.
- Super als Fußbad mit Soda und Rosmarin – ein echter Wohlfühl-Kick für müde Füße.

Wacholder

- Entgiftend, entzündungshemmend, wärmend, wirkt gegen Gicht und Rheuma.
- Detox zum Kauen.

Zimt

- Wintergewürz mit medizinischem Tiefgang: stark entzündungshemmend, kreislaufstärkend, wirksam bei rheumatischen Beschwerden und Durchblutungsstörungen.
- In Teeform, als Gewürz im Porridge oder sogar äußerlich in Wickeln kann Zimt therapeutisch glänzen – und duftet dabei wie Weihnachten.

Heilkräuter to go: Salben, Wickel, Bäder und Tee

Heilkräuter findet man, wenn man sich auskennt, zur richtigen Jahreszeit direkt in der Natur, ganz kostenlos. Wenn man sich nicht so gut auskennt, sollte man lieber keine Experimente machen, sondern auf verlässliche Bezugsquellen wie Apotheken oder Reformhäuser zurückgreifen.

Leicht erhältlich sind die Kräuter also – aber wie wendet man sie an? Grundsätzlich können Heilkräuter innerlich und äußerlich angewendet werden, abhängig von den Beschwerden und der Intention der Behandlung. Ob Salben, Cremes und Umschläge, ein Kräuterbad oder ein Tee – gut ist, was guttut.

Äußerliche Anwendungen wie Wickel wirken besonders bei stumpfen Verletzungen wie Prellungen, Verstauchungen und Blutergüssen ganz hervorragend. Die ätherischen Öle werden vom Körper über die Haut aufgenommen und bewirken dort allerhand.

Auch Bäder haben eine enorme Wirkung. In meinen ersten zwei Jahren als Kneippbademeister habe ich gefühlt halb Deutschland gebadet – ob Halbbad, Dreiviertelbad oder ganz untergetaucht. Und eines ist sicher: Ein echtes Kräuterbad ist kein Wellness-Schnickschnack, sondern ein echter Arbeitsauftrag für den Körper. Nach einem Bad in Rosmarin oder Heublumen (oder auch einem Moorschlammbad) läuft der Organismus auf Hochtouren – und man selbst eher auf Sparflamme. Danach ist erst mal Ruhe angesagt.

In meiner Zeit als Eishockey-Physiotherapeut hatten wir es ständig mit blauen Flecken, Prellungen und dem, was man freundlich als »stumpfe Traumen« bezeichnet, zu tun – also mit allem, was knallt, kracht, schwillt und wehtut.

Aus reiner Neugier – weil ich es wirklich mal wissen wollte – habe ich bei solchen Verletzungen ab und zu eine ganz normale Körperlotion als Kompresse draufgelegt. Nur um zu sehen: Wirkt hier die Kompresse allein? Oder macht's die Zutat? Und siehe da: Am nächsten Tag kam ausnahmslos von jedem Sportler (und die sind sonst nicht gerade zartbesaitet): »Die Kompresse davor war besser – das war wohl die mit Arnika, oder?«

Klar, meine Erfahrung folgt keiner Doppelblindstudie mit Peer-Review. Aber nach Tausenden von Verbänden darf ich sagen: Die Arnika hat mich nie im Stich gelassen, sondern hat mir immer gute Dienste erwiesen. Ein bisschen wie die beste Teamkollegin im Hintergrund – unsichtbar, aber wirkungsvoll.

Räuchern: Frühjahrsputz für Körper und Geist

Räuchern gegen Gelenkprobleme – das klingt vielleicht etwas altmodisch, aber die Wirkung ist verblüffend, und das ganz ohne Schnickschnack oder Esoterik. Neben Kräutern werden vor allem Harze verräuchert, die seit der Antike als Heilmittel geschätzt werden. Harze sind echte Wunderwaffen für die Wundheilung, super bei Hautproblemen und Verletzungen. Aber das ist noch nicht alles: Sie sind auch prima bei Muskel- und Gelenkschmerzen – es gibt kaum Kräuter, die da mithalten können.

Räuchern kann mehr als nur die Luft frisch machen und für Wohlfühlatmosphäre sorgen – es hilft auch bei gesundheitlichen Baustellen. Gerade bei Gelenkproblemen und Entzündungen sind Harze wie Weihrauch und Fichtenharz echte Teamplayer: Sie dämpfen Entzündungen, lindern Schmerzen, bringen die Durchblutung in Schwung und sorgen dafür, dass sich das allgemeine Wohlgefühl verbessert.

Kräuter und Harze: So wirken sie am besten!

Teezubereitung:
2–3 Tassen täglich, liebevoll aufgegossen und mit Deckel ziehen lassen.
➲ Am besten ohne Stress, Smartphone und Zuckerersatz.

Wickel und Kompressen:
Warm, feucht, duftend – für Muskeln und Seele.
➲ Mit Kräutertee getränkt, aufgelegt und am besten mit einem ruhigen Moment kombiniert.

Kräuterbäder:
Wer Heublumen und Rosmarin liebt, steigt freiwillig in die Wanne.
➲ Achtung bei Herzschwäche: lieber Fußbad statt Vollbad.

Räuchern:
Für klare Luft im Raum und im Kopf. Weihrauch, Fichtenharz, Beifuß.
➲ Funktioniert nicht nur zu Weihnachten oder in den Raunächten.

Gleichzeitig wirkt der Rauch auch noch beruhigend auf den Geist, was den Stresslevel senkt – und ja, Stress macht vielen chronischen Beschwerden ordentlich Feuer unterm Hintern.

Kurz gesagt: Räuchern ist ein cleverer Unterstützer für den Körper, der die Schulmedizin nicht ersetzt, aber prima ergänzt.

Bei den Räucher-Helfern wie Weihrauch ist es wichtig, auf gute Qualität zu achten – man will ja wissen, wo's herkommt. Genauso beim Fichtenharz, das man auch »Pech« nennt. Dieses Harz hat starke Heilkräfte: Es wirkt antibakteriell und entzündungshemmend – ein echtes Naturtalent.

Probieren Sie es einfach mal aus, es ist ganz einfach – und eine wohltuende Prophylaxe für Gelenke und Knochen.

Wenn Physiotherapie auf Pflanzenpower trifft

Physiotherapie will Menschen bewegen. Pflanzen können dabei helfen, indem sie den Weg freimachen: für mehr Beweglichkeit, weniger Schmerzen, bessere Regeneration und manchmal sogar für ein Lächeln mehr.

Kräuterheilkunde ist keine Magie, sondern das älteste therapeutische System der Welt – und dabei charmant, erschwinglich und (meist) nebenwirkungsfrei.

Meiner Meinung nach – und da stimmt Verena Lämmle mir zu – sollte es ein Schulfach »Körper und Kraut« geben, in dem Kinder schon ab der Grundschule lernen, welche Kräfte die Natur hat, welches Kraut wogegen gewachsen ist und dass das niedliche Gänseblümchen die »Arnika der Kinder« ist.

Denn am Ende gilt: Wer die Brennnessel kennt, fürchtet sich nicht vorm Stachel. Und wer Rotklee trinkt, kommt hormonell deutlich entspannter durch den Alltag.

Ein Tee wie ein Kräuter-Popsong – die Lechtaler Mischung

Zwischen Gipfelrauschen und Alpenglühen ist er entstanden: der Lechtaler Tee. Inspiriert von alten Rezepturen, modern gemixt von Kräuterfrau Verena Lämmle – für hormonelle Balance, seelische Stärke und eine Prise Hochgebirgsfreude im Alltag.

Was drinsteckt? Nur das Beste aus dem alpinen Kräutergarten – hier wird nicht lang gefackelt:

Rotklee – Hormonflüsterer, bringt Balance, besonders in der Umbruchzeit
Holunderblüte – Immunbooster mit Blütenpower und echtem Frühlingsduft
Ringelblume – Hautfreundliches, entzündungshemmendes Streichelkraut
Fichtenwipfel – Frei atmen, frei denken, mit der Kraft aus dem Nadelwald
Schafgarbe – Nervenbändigerin mit Sinn fürs Zyklus-Chaos
Rosenblüten – Sanft beruhigend, duftend, fürs Herz und die Sinne

Das Ganze ergibt einen Tee, der nicht nur schmeckt, sondern auch begleitet – durch Winterabende, PMS-Tage, stressige Meetings und hormonelle Achterbahnfahrten.

Zubereitung? Ein Teelöffel pro Tasse, mit heißem Wasser übergießen, fünf bis acht Minuten ziehen lassen. Und dann: ab auf die Couch, Tasse in der Hand, Handy weg – und bitte nicht gleich wieder aufspringen.

Regelmäßig trinken = sanfte Superkraft entfalten lassen.

Teil 5

Plädoyer für ein neues Berufsbild: Der Medical Coach

Warum wir einen Schulterschluss der Fachärzte in der Medizin brauchen

An früherer Stelle dieses Buches haben wir bereits vom »Patienten-Pingpong« geschrieben – jener olympischen Disziplin in der Medizin, die man als Patient leider unfreiwillig betreibt: das Facharzt-Hopping. In unserem Beispiel ging es um die Frau mit Schmerzen im unteren Rücken. Der Hausarzt sagt: »Das sieht orthopädisch aus.« Der Orthopäde sagt: »Vielleicht gynäkologisch.« Die Gynäkologin sagt: »Eher urologisch.« Der Urologe sagt: »Da könnte auch der Proktologe mal schauen ...«

Und ehe man sich versieht, hat man einmal das komplette Becken bereist – und ist dabei kein bisschen schlauer als vorher.

Das Gemeine daran: All diese Organe und Strukturen liegen so kuschelig eng beieinander, dass man fast glauben könnte, sie teilten sich eine WG-Küche. Trotzdem verhält es sich, als würden die einzelnen »Mitbewohner« strikt getrennte WhatsApp-Gruppen haben und nie miteinander schreiben.

Noch absurder wird es, wenn wir nach oben in Richtung Kopf wandern. Zwischen Kiefer und Schädelansatz liegt ein Areal von rund fünf Quadratzentimetern, nicht größer als ein Kaugummi-Blister – und trotzdem wimmelt es in diesem Gebiet von Spezialisten: Zahnärzte, Kieferorthopäden, Kieferchirurgen, HNO-Ärzte, Tinnitusexperten, Neurologen, Radiologen, Orthopäden. Von Heilpraktikern und Atlastherapeuten ganz zu schweigen.

Jeder wirft seine eigene Hypothese in den Ring: Der eine denkt an eine Aufbissstörung, der nächste an ein Ohrproblem, wieder andere an Migräne oder Verspannungen. Und so, wie man nie alle Marvel-Filme in der richtigen Reihenfolge sieht, erlebt man diese Fachrichtungen selten in einer logischen Abfolge.

Im Körper gibt's kein Solo

Um zu verstehen, warum so viele Beschwerden miteinander zusammenhängen, muss man nur an ein Haus denken. Das Fundament – im Körper ist das unser Kreuzbein – ist die Bodenplatte. Steht es schief, versucht das ganze Gebäude, den Fehler auszugleichen. Seitenwände kippen, Stockwerke verrutschen, das Dach (sprich: unser Schädel) sitzt plötzlich nicht mehr ganz gerade. Das Ergebnis? Kopfweh, Schwindel, manchmal sogar Sehstörungen – alles nur, weil unten im »Keller« etwas nicht stimmt.

Manchmal liegt die Ursache für Kopfschmerzen also weit entfernt vom Kopf: im Kreuzbein. Das mag so klingen, als hätte man in einem Krimi den Täter in der ersten Szene verpasst – aber es ist erstaunlich häufig der Fall.

Ein weiteres Beispiel: Haben Sie schon mal einen Löwen beobachtet, der Beute reißt? Der wirft den Kopf nach vorne, bevor er zubeißt, um maximale Kraft aufzubauen.

Menschen mit Aufbissstörungen machen etwas Ähnliches – allerdings nicht, um Zebras zu erlegen, sondern um ein Stück Pizza zu kauen. Dabei trainieren sie ihren Masseter, den Kaumuskel, so sehr, dass er anschwellen kann (Masseterhypertrophie). Und weil fast jeder eine Lieblings-Kauseite hat, wird das Ganze auch noch asymmetrisch.

Wenn der Masseter, unser fleißiger Kaumuskel, Dauerstress hat und immerzu auf Hochtouren läuft, dann macht das nicht nur im Kiefer Ärger, sondern kann auch Beschwerden in Kopf, Nacken und Schultern auslösen. Kein Wunder, dass dann auch mal das Ohr klingelt (Tinnitus) oder sich der Schwindel einschleicht – quasi die unangenehmen Grußkarten vom Muskelstress.

Wir sehen: Die Probleme in unserem »Fünf-Quadratzentimeter-Areal« können überaus vielfältige Ursachen haben – näher- oder weniger naheliegende. Weil im Körper alles mit allem zusammenhängt und man der Sache nicht auf die Spur kommt, wenn man die Dinge isoliert betrachtet.

Dass das oft übersehen wird, ist eines der Hauptprobleme im medizinischen Alltag: Wer sich zu lange auf einen einzigen Punkt konzentriert, übersieht den Rest des Himmels. Wir sind ihm ja schon begegnet: dem Astronomen, der jahrelang nur den Mond durchs Teleskop anschaut und irgendwann jede Kraterkante auswendig kennt – aber vergisst, dass es Trilliarden von anderen Himmelskörpern gibt, was ja vielleicht nicht ganz unerheblich ist. So ähnlich geht es manchen Fachärzten: Sie sehen nur ihr Spezialgebiet, nicht das große Ganze.

Fragen ist des Arztes Kunst

Die wichtigsten ärztlichen Fähigkeiten sind daher nicht nur das Abtasten, Abhören oder Abscannen, sondern vor allem auch das Fragen. So ist es etwa bei chronischen Kopfschmerzen wichtig zu erfahren: Gab es vorher Rückenschmerzen? Eine schwierige Schwangerschaft? Eine komplizierte Geburt? Denn all das kann den Weg zur Ursache weisen – und manchmal landen wir dann wieder unten, beim Kreuzbein.

Es gibt zum Beispiel eine Fehlstellung namens »Depressed Sacrum«. Dabei sitzt das Kreuzbein zu tief und bewegt sich beim Einatmen nicht richtig mit. Das kann die Zirkulation der Körperflüssigkeiten stören, die Rückenmarkspannung verändern und Beschwerden bis hoch in den Kopf auslösen. Denn wenn aufgrund der Fehlstellung unten die ganze Zeit am Rückenmark gezogen wird, gibt es oben Probleme.

Manchmal entsteht das nach einer schwierigen Entbindung – es gibt sogar Zusammenhänge mit der postnatalen Depression. Das ist dann keine »Laune«, sondern ein mechanisch-anatomisches Problem mit psychischen Folgen. Und darauf kommt man nur, wenn man als Arzt oder Therapeut ein wenig Detektiv spielt.

Natürlich gibt es auch die Fälle, in denen Ursache und Ergebnis klar sind. Wenn jemand sich bei einem Sturz den Arm bricht, ist die Sache klar. Aber es gibt eben sehr häufig auch die anderen Fälle, die nicht so eindeutig sind. In denen sich scheinbar aus dem Nichts heraus Beschwerden entwickeln, die immer schlimmer werden und bei denen eine umfangreiche, facharztübergreifende und auch in die Vorgeschichte des Patienten reichende Anamnese erforderlich ist. Deshalb ist eine Vernetzung der verschiedenen Facharztrichtungen unverzichtbar!

Vor diesem Hintergrund ist die Einführung der digitalen Gesundheitskarte ein erster Schritt in die richtige Richtung. Sie verrät dem behandelnden Arzt, ob seine Rückenschmerzpatientin vor Jahren am Blinddarm operiert wurde oder neulich ein Kind bekam – egal ob in Köln, Hamburg oder München. Wichtige Hinweise – und welcher Patient oder welche Patientin würde das verheimlichen wollen? Man sucht den Arzt doch auf, weil es um den eigenen Körper geht und man sich Hilfe wünscht.

Und nein, das führt nicht dazu, dass man plötzlich Werbung für Inkontinenzprodukte bekommt, nur weil man beim Urologen mal einen harmlosen Nebensatz gesagt hat.

Allerdings können digitale Patientenakten den Medical Coach nicht ersetzen. Sie sammeln zwar alle Daten – wie ein ordentlich beschrifteter Kühlschrank. Alles steht drin, nichts schimmelt, und jeder Arzt kann reinschauen. Aber: Der Kühlschrank erklärt nicht, was zusammengehört, warum da drei Sorten Senf stehen und ob der Inhalt der ominösen Tupperdose hinten links noch gut ist.

Genau das macht der Medical Coach.

Er sortiert nicht nur Daten, sondern auch Menschen und Zusammenhänge: warum die Kopfschmerzen mit dem Kreuzbein zusammenhängen, der Kiefer beleidigt ist oder der Rücken seit der Geburt des ersten Kindes rebelliert. Eine App kann das nicht – die speichert nur, sie denkt nicht mit.

Und selbst wenn alle Ärzte digital vernetzt wären, ersetzt das noch nicht die persönliche Kommunikation zwischen ihnen. So wie eine WG auch nicht sauberer wird, nur weil alle Mitbewohner Zugriff auf denselben Putzplan haben.

Der Medical Coach hört zu, fragt nach, verbindet Fachgebiete und Menschen miteinander – und hilft dem Patienten, im medizinischen Dschungel nicht verlorenzugehen.

Kurz:
Digitalisierung liefert Infos.
Der Medical Coach liefert Orientierung.

Wie packen wir das Problem an?

Jetzt stellt sich natürlich die Frage: Wie schaffen wir es, dass die Fachärzte stärker an einem Strang ziehen? Ganz ehrlich, das kann nicht nur an den Ärzten hängen – auch die Politik muss da ein bisschen mithelfen und für bessere Möglichkeiten sorgen, damit die Kollegen sich untereinander besser austauschen können. Natürlich spricht nichts dagegen (sondern alles dafür), dass auch die Ärzte selbst Initiative zeigen und anfangen, enger zusammenzuarbeiten.

Ein paar Ideen:

- Digitale Kommunikation olé: Wir brauchen ein modernes, einheitliches System, in dem Ärzte ganz unkompliziert Patientendaten, Befunde und Therapiepläne austauschen können – ohne Fax und Zettelwirtschaft! So weiß jeder, was der andere macht, und der Patient muss nicht ständig alles neu erzählen.

- Interdisziplinäre Fallkonferenzen: regelmäßige Treffen oder Videocalls, bei denen Ärzte verschiedener Fachrichtungen zusammenkommen, um schwierige Fälle gemeinsam zu besprechen. Teamwork statt Einzelkämpfertum!
- Gemeinsame Fortbildungen: Seminare und Workshops, bei denen Ärzte aus unterschiedlichen Fachgebieten zusammen lernen und sich austauschen. So versteht jeder, was der andere macht – und es entsteht Vertrauen.
- Politik und Finanzierung: klare Anreize schaffen, die interdisziplinäre Zusammenarbeit honorieren – zum Beispiel durch spezielle Förderprogramme, Bonuszahlungen oder weniger bürokratische Hürden.
- Patienten aktiv einbinden: Patienten ermutigen, ihre Ärzte zu vernetzen, ihre Befunde zu teilen und mitzuhelfen, den Überblick zu behalten. Denn am Ende ist das beste Netzwerk nur so stark wie seine Teilnehmer.
- Medical Coaches einsetzen und fördern: Menschen, die Patienten als Brückenbauer begleiten, damit sie nicht verlorengehen zwischen all den Fachärzten. Sie sorgen dafür, dass alle Fäden zusammenlaufen.

Natürlich kann der Medical Coach nicht alles wissen – schließlich gibt es ja mehr Fachrichtungen, als man zählen kann. Aber er sorgt dafür, dass der Patient nicht untergeht, sondern Gehör bekommt. Er nimmt sich Zeit, hört hin, bohrt nach und hilft so, einen Weg aus dem Wirrwarr zu finden. Er kann gemeinsam mit dem Patienten einen Plan erarbeiten, den dieser auch wirklich im Alltag umsetzen kann.

Und wann ist der richtige Zeitpunkt, einen Medical Coach aufzusuchen? Am besten so früh wie möglich – wenn die Beschwerden anfangen und nicht wieder weggehen. Wenn man merkt, dass Schmerzmittel nur die Symptome kaschieren, aber nicht die

Ursache erwischen. Wenn sich das Gefühl einstellt, dass die Vorgehensweise des Arztes in eine Sackgasse führt. Oder spätestens dann, wenn man sich nicht wie auf dem Jakobsweg, sondern wie auf einer Pilgerreise von Pontius zu Pilatus fühlt und keiner so richtig zuhört. Dann ist der Medical Coach genau der richtige Ansprechpartner.

Der Medical Coach als Begleiter des Patienten

Zu Beginn dieses Buches habe ich Ihnen erzählt, wie mich als Jugendlicher der Mann mit dem roten Adidas-Koffer, der bei jedem noch so kleinen Sportunfall auf den Platz rannte und den Schmerz scheinbar einfach wegzauberte, beeindruckt hat. Ich fand das magisch. Ich wollte auch so einer werden.

Später, beim Deutschen Sportbund, lernte ich eine zweite prägende Figur kennen: den Coach. Nicht den brüllenden Ex-Profi mit Stoppuhr, sondern den echten, guten Coach. Der, der weiß, was in jedem Spieler steckt. Der die Stärken und Schwächen erkennt, das Team zusammenführt, Räume schafft, in denen jeder seine Rolle versteht und zur Höchstform aufläuft. Nur so wird aus vielen Einzelspielern eine Mannschaft.

Und genau so einen Coach brauchen wir auch in der Medizin. Besonders in der Schmerztherapie.

Medizinischer Zirkus ohne Ringmeister

Stellen Sie sich das deutsche Gesundheitssystem vor wie eine Bühne – oder wie ein ziemlich chaotisches Fußballfeld:

Der Orthopäde rennt dem Urologen davon, der Gynäkologe grätscht quer durchs Spielfeld, und irgendwo zwischen den Linien steht die Patientin mit Rückenschmerzen und einer diffusen Ausstrahlung in die Unterbauchregionen – verwirrt, überfordert und ohne Plan, wohin der Ball eigentlich rollen soll.

Jeder Facharzt gibt sein Bestes. Jeder hat eine Perspektive. Aber keiner sieht das ganze Spiel.

Das Ergebnis? Diagnosen im Akkord, Laborwerte im Doppelpack und Behandlungen, die sich gegenseitig im Weg stehen wie schlecht gecoachte Abwehrspieler. Und mittendrin ein Mensch, der einfach nur gesund werden möchte.

Der Medical Coach – der Trainer, der uns fehlt

In diesem System brauchen wir jemanden, der das große Ganze sieht. Einen, der zuhört. Der erkennt, wo's klemmt – medizinisch, mental, menschlich. Einen, der Koordination reinbringt, Klarheit schafft, Strategien entwickelt.

Kurz: Wir brauchen einen Medical Coach.

Der Medical Coach ist der Trainer im medizinischen Team.

Er kennt die Spielregeln – von Diagnose über Reha bis Psychohygiene.

Er bringt Spezialisten miteinander ins Gespräch, die sich sonst nur auf Überweisungsscheinen begegnen.

Er hilft, aus lauter Einzelleistungen endlich ein funktionierendes Zusammenspiel zu machen.

Und das Wichtigste: Er macht Patienten zu aktiven Mitspielern – nicht zu hilflosen Zuschauern.

Der Medical Coach ist niemand, der Anweisungen erteilt oder dem Patienten sagt, was er als Nächstes zu tun hat. Seine Aufgabe ist es, den Patienten in die Lage zu versetzen, sein (orthopädisches) Problem und mögliche Lösungsansätze zu verstehen und eigenständig Entscheidungen zu treffen.

Was macht ein Medical Coach?

- Er hört zu, wo sonst nur erklärt wird.

- Er ist medizinisch gebildet und übersetzt medizinisches Fachchinesisch in verständliche Sprache.
- Er hilft, Entscheidungen zu treffen, wenn alles zu viel wird.
- Er koordiniert Therapien, Behandlungen und Reha wie ein Taktgeber.
- Er stärkt Selbstwirksamkeit – für das gute Gefühl: »Ich habe Einfluss auf meinen Heilungsweg.«
- Kurz: Er ist wie der gute Trainer in der Kabine. Nicht der Star. Aber der, der weiß, wie aus vielen Stimmen ein Team entsteht.

Und was ist er nicht?

- Der Medical Coach ist keiner, der sagt, wo es langgeht (sondern derjenige, der aufzeigt, welche Wege es gibt).
- Der Medical Coach ist kein medizinischer Wahrsager, der in Globuli oder Teeblättern liest.
- Er ist kein Fitnessguru, der mit rosa Stirnband Übungen vorm Wartezimmer vorführt.
- Und er ist auch kein Energie-Coach, der sagt: »Das Universum regelt das schon.«

Nein. Der Medical Coach ist bodenständig, medizinisch geschult, erfahren und empathisch. Er redet Klartext. Und wenn nötig, sagt er auch: »Das bringt nichts. Aber das da – das könnte helfen.«

Warum brauchen wir gerade jetzt einen Medical Coach?

Weil unser medizinisches System immer komplexer wird. Die Forschung schreitet voran, und die globalisierte Welt vernetzt sich zunehmend, was immer mehr Perspektiven und Behandlungsmöglichkeiten eröffnet. Hinzu kommt, dass viele Patienten aufgrund der immensen Informationsflut – ich nenne nur Dr. Google – überfordert und verunsichert sind, weil sie nicht wissen, was sie glauben sollen und was nicht. Das Vertrauen in die klassische

Medizin nimmt bei vielen ab, es kommen verstärkt Emotionen hinzu, und viele Patienten haben mehr Fragen als Antworten – die aber oft nicht gehört werden.

Wir brauchen dringend das Berufsbild eines Medical Coach, weil eine Medizin ohne Kommunikation wie ein Orchester ohne Dirigenten ist:

Alle spielen – aber keiner hört zu.

Alle handeln – aber keiner koordiniert.

Fazit: Ein Coach für die Gesundheit

Ob Schmerzen, Diagnosen, Therapien oder einfach der Weg zurück ins Leben: Gesundheit ist Teamarbeit.

Und ein gutes Team braucht einen Coach. Einen, der sieht, was andere übersehen. Der nicht alles weiß, aber weiß, wo man fragen muss. Der Menschen nicht nur behandelt, sondern begleitet.

Der Medical Coach ist kein Zauberer. Aber er kann dabei helfen, dass der Zauber des Gesundwerdens wieder spürbar wird.

Und ja, manchmal braucht es dafür einen roten Adidas-Koffer und die unerschütterliche Überzeugung, dass wir gemeinsam mehr erreichen können.

Dank

Ein Buch schreibt man nie allein.

Klar, mein Name steht auf dem Cover – aber zwischen diesen Seiten steckt ein ganzes Team aus Menschen, Erinnerungen und Gesprächen. Ohne euch alle gäbe es hier nur leere Seiten.

Mein besonderer Dank gilt den wichtigsten Wegbegleitern und Mentoren, die mich während meiner 44 Jahre als Physiotherapeut gefördert und geprägt haben.

An erster Stelle steht hier Hans-Jürgen Montag, der Physiotherapie-»Papst« Europas und langjährige Therapeut der deutschen Fußballnationalmannschaft. Von ihm habe ich unendlich viel gelernt, und vieles von dem, was ich heute weiß und tue, trägt seine Handschrift. Leider kann ich ihm heute nur in Gedanken danken.

Fast drei Jahrzehnte lang hat mich Dr. Hans-Martin Beyer begleitet – als Arzt, Mentor und Freund. Von ihm habe ich in Füssen wahnsinnig viel nicht nur über die Physiotherapie, sondern vor allem über die Medizin gelernt.

Großen Einfluss hatten auch Hape Meier und Klaus Eder, Pioniere der deutschen Sportphysiotherapie. Von ihnen habe ich Rückenwind bekommen, der mich fachlich wie menschlich vorangebracht hat.

Meine Begeisterung für die Faszien, diese stillen Superhelden unseres Körpers, verdanke ich Professor Robert Schleip. Er hat mir beigebracht, in unserem Bindegewebe ein Orchester zu sehen – und genau hinzuhören.

Auf meinem Weg durfte ich viele weitere wunderbare Menschen kennenlernen, die mein Denken erweitert und dieses Buch durch ihre Fachkenntnisse bereichert haben – darunter Kerstin

Klopstech, die mit ihrem psychologischen Exkurs neue Perspektiven eröffnet hat, Lisa Schustermann mit ihrem wichtigen Sonderkapitel zur Ernährung, und Verena Lämmle, die mit ihrem Wissen über Kräuterheilkunde eine Prise Natur und Tradition beigesteuert hat.

Außerdem danke ich Anke Sebening für ihre Kunst, meinen Ideen durch ihre humorvollen Illustrationen Leben einzuhauchen.

Mein Herz gehört auch meinem besten Freund Norbert Helmel, Gründer der PhysioKlinik im Aitrachtal. Mit dir kann ich über alles reden – von Neurophysiologie bis zu den ganz großen Fragen des Lebens.

Und natürlich danke ich meiner Familie: meinen vier Kindern Valentin, Lea, Fidelia und Mariella, die mir so viel Kraft geben und immer an mich glauben, und vor allem meiner lieben Frau Dominika. Ohne dich wäre dieses Buch ein niemals gefüllter Ordner geblieben. Du hast mich ermutigt, wenn ich müde war, mir Mut gemacht, wenn ich zweifelte, und den entscheidenden Schubs gegeben, der dieses Projekt zum Leben erweckt hat.

Denn du hattest die Idee, Susanne Ruland ins Boot zu holen. Susanne, du hast meine Gedanken in Worte verwandelt, die klingen, als spräche ich sie selbst – nur schöner. Keine Ahnung, wie du das gemacht hast! Danke für deine Geduld und die vielen wunderbaren, kreativen Gespräche.

Last, but not least: Mein Dank gilt dem Team des Westend Verlags. Ihr habt mich herzlich und kompetent begleitet und mir das Gefühl gegeben, dass ein Erstautor hier nicht ins kalte Wasser springt, sondern in angenehm temperiertes Badewasser.

Danke euch allen – aus tiefstem Herzen und mit einem breiten Lächeln.

Anmerkungen

Der einsame Patient

1 Laut dem Gesundheitsatlas Deutschland waren im Jahr 2023 etwa 31,6 Prozent der Bevölkerung an Rückenschmerzen erkrankt, was rund 26 Millionen Menschen entspricht. Diese Zahl umfasst sowohl akute als auch chronische Beschwerden und verdeutlicht das häufige Vorkommen von Wirbelsäulenproblemen in der Allgemeinbevölkerung. Wissenschaftliches Institut der AOK: Gesundheitsatlas Deutschland, online unter: https://www.gesundheitsatlas-deutschland.de/erkrankung/rueckenschmerzen?activeLayerType=state&activeValueType=praevalence&utm, zuletzt eingesehen am 1.12.2025.
Laut einer Studie des Robert Koch-Instituts (RKI) aus dem Jahr 2021 berichteten 61,3 Prozent der Befragten, innerhalb der letzten zwölf Monate Rückenschmerzen gehabt zu haben. von der Lippe, Elena; Krause, Laura; Porst, Michael; Wengler, Annelene; Leddin, Janko; Müller, Anja; Zeisler, Marie-Luise; Anton, Aline; Rommel, Alexander (3/2021): Prävalenz von Rücken- und Nackenschmerzen in Deutschland. Ergebnisse der Krankheitslast-Studie BURDEN 2020, in: Journal of Health Monitoring, online unter: https://www.rki.de/DE/Aktuelles/Publikationen/Journal-of-Health-Monitoring/GBEDownloadsJ/JoHM_S3_2021_Rueckenschmerz_Nackenschmerz.pdf?__blob=publicationFile&v=2, zuletzt eingesehen am 1.12.2025.

2 Siehe Kapitel *Der Medical Coach als Begleiter des Patienten*, Seite 211.

Schmerz verstehen, Schmerz behandeln

3 Deutsche Schmerzgesellschaft e. V. & BVSD (2025): Pressemappe zum Aktionstag gegen den Schmerz.

4 Techniker Krankenkasse (2025, 17. August): *Verbesserte Krankenhausversorgung für chronisch Schmerzkranke.*

5 Wickering, L. et al. (2024): Ein Instrument zur Erfassung biopsychosozialer Schmerzkonzepte: Entwicklung und Expertenbefragung, in:

Journal of Pain Research, online unter https://pmc.ncbi.nlm.nih.gov/articles/PMC12098183/, zuletzt eingesehen am 1.12.2025.
6 Reich, W. (1933/1987): *Charakteranalyse*. Kiepenheuer & Witsch.
7 Kallweit, A. et al. (2025): Pain Reprocessing Therapy – Schmerz neu denken, in: *Pain Research Journal*, 2025, 6 (15), online unter https://pmc.ncbi.nlm.nih.gov/articles/PMC12279561/, zuletzt eingesehen am 1.12.2025.
8 Lipton, R. B., Buse, D. C., Hall, C. B., Tennen, H., DeLeon, T., Bakshi, T. M. et al. (2014): Reduction in perceived stress as a migraine trigger: Testing the »let-down headache« hypothesis, in: *Neurology*, 82 (15), 1376–1382, online unter https://pmc.ncbi.nlm.nih.gov/articles/PMC4001194/, zuletzt eingesehen am 1.12.2025.
9 Bowlby, J. (1980): *Attachment and Loss: Vol. 3. Loss, Sadness and Depression*. Basic Books.
10 Aron, E. N., Aron, A. & Jagiellowicz, J. (2012): Sensory processing sensitivity: A review in the light of the evolution of biological responsivity, in: *Personality and Social Psychology Review*, 16 (3), 170–194.
11 Aron, E. N. & Aron, A. (1997): Sensory-processing sensitivity and its relation to introversion and emotionality, in: *Journal of Personality and Social Psychology*, 73 (2), 345–368, online unter https://doi.org/10.1037/0022-3514.73.2.345, zuletzt eingesehen am 1.12.2025.
12 Fordyce, W. E. (1976): *Behavioral Methods for Chronic Pain and Illness*. Mosby.
13 Eccleston, C., Williams, A. C. de C. & Morley, S. (2020): Psychological therapies for the management of chronic pain (excluding headache) in adults, in: *Cochrane Database of Systematic Reviews*, 2020 (8), online unter https://doi.org/10.1002/14651858.CD007407.pub4, zuletzt eingesehen am 1.12.2025.
14 Vlaeyen, J. W. S. & Linton, S. J. (2000): Fear-avoidance and its consequences in chronic musculoskeletal pain: A state of the art, in: *Pain*, 85 (3), 317–332, online unter https://doi.org/10.1016/S0304-3959(99)00242-0, zuletzt eingesehen am 1.12.2025.
15 Woolf, C. J. (2011): Central sensitization: Implications for the diagnosis and treatment of pain, in: *Pain*, 152 (3 Suppl), S2–S15, online unter https://doi.org/10.1016/j.pain.2010.09.030, zuletzt eingesehen am 1.12.2025.
16 Goubert, L., Vlaeyen, J. W., Crombez, G. & Craig, K. D. (2011): Learning about pain from others: An observational learning account, in: *The Journal of Pain*, 12 (2), 167–174, online unter https://doi.org/10.1016/j.jpain.2010.10.001, zuletzt eingesehen am 1.12.2025.
17 Quartana, P. J., Campbell, C. M. & Edwards, R. R. (2009): Pain catastrophizing: A critical review, in: *Expert Review of Neurotherapeutics*, 9

(5), 745–758, online unter: https://doi.org/10.1586/ern.09.34, zuletzt eingesehen am 1.12.2025.
18 Woolf, C.J. (2011): Central sensitization: Implications for the diagnosis and treatment of pain, in: *Pain*, 152 (3 Suppl), S2–S15, online unter https://doi.org/10.1016/j.pain.2010.09.030, zuletzt eingesehen am 1.12.2025.
19 Melzack, R. & Wall, P.D. (1965): Pain mechanisms: A new theory, in: *Science*, 150 (3699), 971–979, online unter https://doi.org/10.1126/science.150.3699.971, zuletzt eingesehen am 1.12.2025.
20 Wiech, K. (2016): Deconstructing the sensation of pain: The influence of cognitive processes on pain perception, in: *Science*, 354 (6312), 584–587, online unter https://doi.org/10.1126/science.aaf8934, zuletzt eingesehen am 1.12.2025.
21 Flor, H. (2002): Painful memories: Can we train chronic pain patients to ›forget‹ their pain?, online unter https://www.embopress.org/doi/full/10.1093/embo-reports/kvf080, zuletzt eingesehen am 1.12.2025.
22 Samulowitz, A., Gremyr, I., Eriksson, E. & Hensing, G. (2018): »Brave men« and »emotional women«: A theory-guided literature review on gender bias in health care and pain, in: *Pain Research and Management*, 2018, Article ID 6358624, online unter https://doi.org/10.1155/2018/6358624, zuletzt eingesehen am 1.12.2025.
23 Quartana, P.J., Campbell, C.M. & Edwards, R.R. (2009): Pain catastrophizing: A critical review, in: *Expert Review of Neurotherapeutics*, 9 (5), 745–758, online unter https://doi.org/10.1586/ern.09.34, zuletzt eingesehen am 1.12.2025.
24 Veehof, M.M., Trompetter, H.R., Bohlmeijer, E.T. & Schreurs, K.M. G. (2016): Acceptance- and mindfulness-based interventions for chronic pain: A meta-analysis, in: *Cognitive Behaviour Therapy*, 45 (1), 5–31, online unter https://doi.org/10.1080/16506073.2015.1098724, zuletzt eingesehen am 1.12.2025.
25 Vlaeyen, J.W.S., de Jong, J., Geilen, M., Heuts, P.H. & van Breukelen, G. (2001): Graded exposure in vivo in the treatment of pain-related fear: A replicated single-case experimental design in four patients with chronic low back pain, in: *Pain*, 91 (1–2), 65–76, online unter https://pubmed.ncbi.nlm.nih.gov/11153970/, zuletzt eingesehen am 1.12.2025.
26 Fordyce, W.E. (1976): *Behavioral Methods for Chronic Pain and Illness.* Mosby.
27 Pennebaker, J.W. & Smyth, J.M. (2016): *Opening Up by Writing It Down (Rev. ed.).* Guilford.
28 Laut der Studie *Eckdaten der deutschen Fitnesswirtschaft 2024* des DSSV e.V. zählten die Fitness- und Gesundheitsanlagen in Deutschland

zum Stichtag 31. Dezember 2023 insgesamt 11,3 Millionen Mitglieder. DSSV: Eckdaten der deutschen Fitnesswirtschaft, online unter https://www.dssv.de/eckdatenstudie-2024/, zuletzt eingesehen am 1.12.2025.

29 Wikipedia: Mc-Kenzie-Konzept, online unter https://de.wikipedia.org/wiki/McKenzie-Konzept, zuletzt eingesehen am 1.12.2025.

30 Wikipedia: Geoffrey Maitland, online unter https://de.wikipedia.org/wiki/Geoffrey_Maitland, zuletzt eingesehen am 1.12.2025.

31 Bereits in den frühen Ausgaben des berühmten *Gray's Anatomy* des britischen Anatoms und Chirurgen Henry Gray (1827–1861), erstmals 1858 veröffentlicht, werden Faszien als wichtige Bindegewebsstrukturen beschrieben. Damals betrachtete man Faszien vor allem als passive, formgebende Hüllen. Gray, Henry (1918): *Anatomy of the human body*. Philadelphia, Lea & Febiger, online unter https://archive.org/details/anatomyofhumanbooograyrich, zuletzt eingesehen am 1.12.2025.

32 Dicke, E. (1953): *Meine Bindegewebsmassage*. Hippokrates-Verlag Marquardt & Cie., Stuttgart. Wikipedia: Bindegewebsmassage, online unter https://de.wikipedia.org/wiki/Bindegewebsmassage, zuletzt eingesehen am 1.12.2025.

33 Dicke, E. & Teirich-Leube, H. (1942): *Massage reflektorischer Zonen im Bindegewebe bei rheumatischen und inneren Erkrankungen. Eine neue Technik*, Jena.

Schmerz, wir müssen reden!

1 Melzack, R. & Wall, P. D. (1965): Pain mechanisms: A new theory, in: *Science*, 150 (3699), 971–979, online unter https://doi.org/10.1126/science.150.3699.971, zuletzt eingesehen am 1.12.2025.

2 Umfangreichere Informationen zum Thema Ernährung finden Sie im Gastbeitrag »Nutri-Epigenetik – wie die Ernährung Heilungsprozesse steuert« ab Seite 152.

Leitfaden zur Selbsthilfe

1 Verena Lämmle, geb. 1968, stammt aus dem Lechtal in Tirol, wo sie in Stanzach ihr eigenes Kosmetik- und Podologie-Studio betreibt. Parallel beschäftigt sie sich als ausgebildete Kräuterpädagogin seit vielen Jahren ausführlich mit der Pflanzen- und Kräuterheilkunde. Sie ist Natur- und Bergwanderführerin und bietet organisierte Kräuterwanderungen an.